Unsere Katze – gesund durch Homöopathie
Hans Günter Wolff

1 GABE =
1 TABLETTE ODER 5–10 TROPFEN ODER 5–10 KORN

Die Arznei soll über die Mundschleimhaut gleich ins Blut gelangen, deswegen die zwischen zwei Löffeln zerpulverte Tablette mit der angefeuchteten Fingerspitze auf die Zunge oder die Mundschleimhaut streichen. Den Rest des Pulvers auf die Vorderpfoten, er wird beim Putzen aufgenommen.
Tropfen direkt oder mit etwas Wasser verdünnt in den Mundwinkel mit einer Einmalspritze ohne Kanüle langsam eingeben oder in etwas Milch trinken lassen. Wegen des Alkoholgehaltes sind Tabletten oder Globuli stets vorzuziehen.
Arzneikügelchen (Globuli) oder die zerpulverte Tablette können auch mit etwas Fleisch aufgetupft gegeben werden, sofern der Patient bei gutem Appetit ist.
In Notfällen kann man auch zwei Mittel gleichzeitig verabreichen, wenn die Krankheitserscheinungen nicht eindeutig unter einem Arzneimittelbild einzuordnen sind. Dabei sollte je ein Mittel mineralischen und pflanzlichen Ursprungs gewählt werden.
Wichtig: Die heilsame Kraft des Einzelmittels wird dadurch eingeengt, deswegen sollte eine solche Behandlung zu den Seltenheiten gehören.

Unsere Katze – gesund durch Homöopathie

Heilfibel eines Tierarztes

Dr. med. vet. Hans Günter Wolff

6. Auflage

Sonntag Verlag Stuttgart

Die Deutsche Bibliothek – CIP-Einheitsaufnahme

Wolff, Hans Günter:
Unsere Katze – gesund durch Homöopathie : Heilfibel eines Tierarztes / Hans Günter Wolff. – 6. Aufl. – Stuttgart : Sonntag, 1994
ISBN 3-87758-056-4

Wichtiger Hinweis

Medizin als Wissenschaft ist ständig im Fluß. Forschung und klinische Erfahrung erweitern unsere Kenntnisse, insbesondere was Behandlung und medikamentöse Therapie anbelangt. Soweit in diesem Werk eine Dosierung oder eine Applikation erwähnt wird, darf der Leser zwar darauf vertrauen, daß Autoren, Herausgeber und Verlag größte Mühe darauf verwandt haben, daß diese Angabe genau dem **Wissensstand bei Fertigstellung** des Werkes entspricht. Dennoch ist jeder Benutzer aufgefordert, die Beipackzettel der verwendeten Präparate zu prüfen, um in eigener Verantwortung festzustellen, ob die dort gegebene Empfehlung für Dosierungen oder die Beachtung von Kontraindikationen gegenüber der Angabe in diesem Buch abweicht. Das gilt nicht nur bei selten verwendeten oder neu auf den Markt gebrachten Präparaten, sondern auch bei denjenigen, die vom Bundesgesundheitsamt (BGA) oder Paul-Ehrlich-Institut (PEI) in ihrer Anwendbarkeit eingeschränkt worden sind.

Geschützte Warennamen (Warenzeichen) werden nicht besonders kenntlich gemacht. Aus dem Fehlen eines solchen Hinweises kann also nicht geschlossen werden, daß es sich um einen freien Warennamen handele.

ISBN 3-87758-056-4

Printed in Germany 1994
Gesamtherstellung: Friedrich Pustet, Graphischer Großbetrieb, Regensburg
Grundschrift: 10/11 Helvetica (System Linotype-Hell)

INHALTSVERZEICHNIS

Vorwort

Lieber Katzenfreund!

Katzen muß man lieben! Das ist jedenfalls die Meinung aller, die das Glück haben, für eine Katze sorgen zu dürfen. Gerade weil Katzen so selbständige Persönlichkeiten sind, ist es ein beglückendes Erlebnis, auch ihre Zuneigung zu erringen. Auch wenn eine Katze sich bemüht, sich die Liebe zu ihrem Besitzer nicht gar zu deutlich anmerken zu lassen; schließlich darf man sich ja nichts vergeben ...

Eine mittelgroße bis ganz entsetzliche Katastrophe aber bricht über den Haushalt des Katzenfreundes und Katzenhalters herein, wenn sein vierbeiniger schnurrender Hausgefährte krank wird. Wenn Kätzchen nichts frißt, wenn der Kater nur gequält »in seinem Fell hängt« oder wenn gar noch schlimmere Anzeichen deutlich machen, daß eine Krankheit unseren Katzenschatz befallen hat.
Da unsere Katze zwar vielerlei Laute von sich geben, aber unmöglich deutlich machen kann, wo es ihr weh tut, was ihr fehlt und wie sie sich fühlt, so sind wir Menschen oft recht hilflos unserer kranken Hausgefährtin gegenüber. Letzten Endes ist der Weg zum Tierarzt der Weisheit einziger Schluß.
Das ist sicher oft auch berechtigt und besser, als daß unsere Katze sich quält oder daß sich ihr Zustand unnötig verschlimmert. Aber es gibt auch allerlei Beschwerden und Wehwehchen, die mit verhältnismäßig einfachen Mitteln behoben werden können und mit denen jeder seine Katze rasch und durchgreifend kurieren kann.

Dezember 1991 **Dr. Wolff, Tierarzt**

Warum Ihrer Katze Homöopathie hilft!

Ursprünglich wurde die Homöopathie von dem Arzt Dr. Samuel HAHNEMANN für den Menschen entwickelt. Dabei ging man nach dem von ihm entdeckten wunderbaren Prinzip aus: »Jede Krankheit wird am sichersten, schnellsten und angenehmsten durch das Arzneimittel – und zwar in kleinen und kleinsten Dosen! – geheilt, das im gesunden Körper in stärkerer Dosis eine Wirkung hervorruft, die der jeweiligen Krankheit am meisten ähnelt.
Die Erkenntnis HAHNEMANNs lautete:
»Ähnliches wird durch Ähnliches geheilt!«
Seit HAHNEMANN vor über 180 Jahren diese wahrhaft revolutionäre Entdeckung machte, hat die Homöopathie Millionen Menschen Heilung und Gesundheit gebracht.
Dabei war es notwendig, die Arzneien am gesunden Menschen zu prüfen, um zu wissen, wie sie exakt wirken, um sie danach in ähnlichen Krankheitszuständen anwenden zu können. Nur so war es möglich diese in homöopathischer Zubereitung dem Kranken dienstbar zu machen.
Außer HAHNEMANN haben seine Mitarbeiter und Nachfolger immer wieder solche gründlichen Prüfungen vorgenommen, von deren Ergebnissen heute Kranke in aller Welt den Nutzen haben. Vielleicht hat auch Ihnen schon einmal eine homöopathische Medizin geholfen.

Warum ist aber dann die Anwendung der Homöopathie auch für Tiere möglich?
Der Mensch, als die »Krone der Schöpfung«, zeichnet das Arzneimittelbild bei der Prüfung sehr genau und bringt neben den markanten Leitsymptomen auch manche subjektiven Symptome hervor, die das Tier nicht darstellen kann.
Allein weil hier universale Naturgesetze walten, ist es erklär-

lich, daß die markanten, objektiven, sichtbaren Symptome des Menschen in gleicher Weise beim Tier auftreten, so daß die menschlichen und tierischen Ausdrucksweisen in der Arzneiprüfung grundsätzlich übereinstimmen. Daher kann man die menschlichen Arzneiprüfungsergebnisse auch auf das Tier übertragen. Man kann mit den von Menschen geprüften Arzneien Tiere heilen – eine für Tierfreunde erfreuliche Tatsache, weil bisher dem Menschen nur konventionelle Arzneimittel der Pharmaindustrie angeboten werden, die an Tausenden von Versuchstieren geprüft worden sind. Die Welt der Tiere erhält in barer Münze etwas zurück, was sie sich mehr als verdient hat.

Geht man nach diesem homöopathischen Prinzip bei der Heilung von Krankheiten vor, dann ist es nur noch erforderlich, die kleinste potenzierte Dosis zu geben, weil diese vollkommen ausreicht, die krankhaften, dem Heilmittel ähnlichen Symptome zu »löschen«, d. h. zu heilen.

> Mit anderen Worten: Nebenwirkungen, ein Zuviel der Arznei, eine Vergiftung oder ähnliche Komplikationen sind undenkbar.

Das Gebiet der homöopathischen Heilkunst ist so umfassend, daß in vorliegendem Büchlein nur das Wichtigste erwähnt werden kann.

Es reicht vollkommen aus, das Kätzchen gesund zu erhalten.

Bei Beginn einer Störung sollte es ohne Verzug behandelt werden. Damit wird meist schon das Schlimmste verhütet. Den Tierarzt soll dieser Band nicht ersetzen, aber es ist zu hoffen, daß es manchmal unseren stolzen Hausgenossen erste Hilfe bringt zu unserem eigenen Wohl; denn ihre Lebensfreude ist ja ein Teil der unsrigen.

Möglicherweise haben Sie auch schon von Neunmalklugen unserer Zeit gehört, die alle Erfolge der Homöopathie, die sich nun mal nicht leugnen lassen, auf Autosuggestion zurückführen.

Der Patient glaube fest, daß ihm die Medizin hülfe: also hilft sie ihm auch.

Aber unser kluger Mitbürger wird rasch in Verwirrung geraten, wenn Sie ihn fragen, wie es sich denn mit den Heilungen von Tieren durch Homöopathie verhalte. Da erhält ein Tier, vielleicht eine Katze, eine Medizin, von der sie nichts weiß, eine Substanz, deren Bedeutung ihr unbekannt ist, in ihrem Essen mituntergemischt und – ihre Krankheit, ihr Leiden wird damit behoben.
Von Suggestion und Autosuggestion kann man da wahrhaftig nicht mehr sprechen. Denn oft ist ja gerade das Hauptproblem der Arznei für ein Tier, daß man sie ihm so beibringen muß, daß es von ihr gar nichts merkt, weil es sie sonst verweigern würde. Tiere werden durch homöopathische Mittel deshalb gesund, weil diese Mittel hilfreich sind. Nicht aber, weil eine von anders Orientierten vermutete Suggestion am Werke wäre.

HAHNEMANN, der Begründer dieser »Medizin der Zukunft«, hat seine Entdeckung vor 180 Jahren gemacht. Auch heute ist sie noch verfrüht. Sie kann in ihrer Auswirkung, die für jeden, der durch sie geheilt wurde, ganz klar und eindeutig ist, »wissenschaftlich«, d. h. mit dem zeitgenössischen geltenden kanonischen Wissen nicht vereinbart werden. Die Naturwissenschaft vermag die Wirkung der Potenzen noch immer nicht zu erklären. Das hat die mit der Homöopathie Vertrauten bisher nicht weiter tangiert, denn die millionenfachen Heilungen im Laufe der Jahrzehnte, die dankbaren Patienten, die treuen Anhänger, waren Beweis genug.
Das sollten Sie wissen und beherzigen. Ihre Katze wird mit einer homöopathischen Arznei behandelt, die ihr **nur nützt und auf keinen Fall schadet.**

HAHNEMANN sagt, nur ein unerfahrener Beobachter könnte meinen »daß die Tiere nicht ebenso gut und ebenso gewiß die

Symptome ihrer Krankheit anzeigen wie Menschen. Sie haben zwar keine Sprache, aber die Menge der bemerkbaren Veränderungen an ihrem Äußeren, an ihrem Benehmen und der Verrichtung der natürlichen, der tierischen und der Lebensfunktion dient vollkommen statt der Sprache. Da nun das Tier nichts von Verstellung weiß und nicht wie der Mensch weder den Ausdruck des Schmerzes übertreibt, noch seine Gefühle verheimlicht oder Beschwerden lügt, welche nicht da sind wie oft der Mensch, durch Erziehung verdorben, in Sitten verderbt oder von Leidenschaften bald auf diese, bald auf jene Weise abgeändert tut, so fällt deutlich in die Augen, daß das, was das Tier von seiner Krankheit durch Symptome zeigt, wahrer Ausdruck des inneren Zustandes und reines wahres Bild der Krankheit ist.
Zudem stehen die Tiere in unserer Gewalt, sie müssen die Diät bei der Kur beachten, die wir ihnen verschreiben, sie belügen uns nicht, sie täuschen uns nicht wie die Menschen, die heimlich Schädlichkeiten sich erlauben, von denen der Arzt nichts weiß.
Die Tiere sind mit einem Wort durch die homöopathische Heilart wenigstens ebenso sicher und gewiß wie die Menschen zu heilen.«

Nun kommt ein Absatz, der HAHNEMANN jenseits der Homöopathie in die Reihe der ersten Tierschützer stellt, in eine Reihe mit seinem Zeitgenossen GOETHE. Er sagt in einer Epoche, in der jeder im zerstückelten Deutschland und in Europa alles mit den Tieren machen konnte, was er nur wollte, und die Grausamkeiten kein Ende nahmen: ... »denn auch diese armen Tiere, welche ihre Quäler nicht zur Verantwortung ziehen können, verdienen das Mitleid humaner WELTBÜRGER«.

Die ersten Ansätze des Gedankens Tiere zu schützen finden wir bei GOETHE:

»Wer Tiere quält, ist unbeseelt,
und Gottes guter Geist ihm fehlt.
Mag noch so vornehm drein er schauen,
man sollte niemals ihm vertrauen.«

Das nur am Rande. Es gilt auch heute noch, obwohl sich glücklicherweise schon viel geändert hat.

Die Heilmittel

Die Homöopathie gebraucht verschiedene Ausgangsstoffe.

Diese sind: 1) a. **mineralische Substanzen**
wie Gold, Arsen, Mercurius, Schwefel

b. **pflanzliche Ausgangsstoffe**
wie Belladonna, Berberis, Thuja u. a.

c. **tierische Substanzen**
wie Apis, die Honigbiene, Schlangengifte wie Lachesis und Crotalus oder Spongia, der Tiefseeschwamm.

2) Diese Substanzen werden nach homöopathischer Verarbeitung – durch Schütteln und Verreiben unter gleichzeitiger Potenzierung und Entmaterialisierung – in einen neutralen Träger gemischt (Wasser, Alkohol, Milchzucker) und verabreicht. Alle Tierarten lieben die Milchzuckerzubereitungen, Tabletten oder Triturationen (Pulver).

3) Die **Materia medica**
ist die Gesamtheit der Symptome, die durch die Arzneimittelprüfungen entdeckt und für alle homöopathischen Mittel zusammengestellt worden ist. Sie wird laufend erweitert. In der menschlichen Materia medica finden wir

a. **subjektive Symptome**
Veränderung in der Psyche, Eindrücke, Gefühle, Schmerzen.

Alles Symptome, kaum oder gar nicht für den Tierarzt erhältlich. Der muß sich verlassen auf die

b. **objektiven Symptome**
wie Durst, Erbrechen, Durchfall, Husten, Haarausfall etc.

4) **Modalitäten**
Das sind Besserung oder Verschlechterung durch Bewegung, Ruhe, Berührung, durch die Atmosphäre usw. Sie sind wichtig, um zwischen zwei benachbarten Mitteln wählen zu können.

5) **Organspezifische Mittel**
Sie entfalten eine spezifische Heilwirkung speziell für ein bestimmtes Organ.

Bestimmung des Heilmittels

Um das richtige Heilmittel zu wählen, muß man den Patienten untersuchen und alle Symptome erheben, die er anzeigt. Dann sucht man in der Materia medica das Mittel, das ähnliche Symptome zu erzeugen vermag.*
Diese Arbeit ist schwierig und verdrießlich, besonders im Anfang, denn die Homöopathie ist weder leicht noch schnell erlernbar.
Der Arzt – ob für den Menschen oder für das Tier – muß sich lange und gründlich mit allen Mitteln vertraut machen, um dadurch letzten Endes rasch herauszufinden, was im jeweiligen Fall passend und damit hilfreich ist.

* Es gibt keine Bindung zwischen Diagnose und Therapie, d. h. zu einem bestimmten Heilmittel. Immer ist das Krankheitsbild, das der Patient – auch das Tier – zeigt, ausschlaggebend für die Wahl der Arznei.

Sie als Katzenfreund und medizinischer Laie brauchen sich nicht so viel Mühe zu machen.
Es ist der Sinn meines Buches, die Mittel für die jeweilige Unpäßlichkeit oder Krankheit zu nennen, die der Wahrscheinlichkeit nach am ehesten wirksam sein werden. Wir Fachleute sprechen von »bewährten Indikationen«, die in der Tat in der überwiegenden Zahl der Fälle zuverlässig helfen. Sie zu kennen oder beim Lesen zu erfahren, wird Ihnen das Arbeiten mit homöopathischen Mitteln leicht machen.
Wenn Sie aber noch mehr über die Homöopathie wissen möchten, dann finden Sie im Literaturverzeichnis genügend Hinweise.

Die Potenz

Es gibt verschiedene Potenzen, die aus dem Ausgangsprodukt durch Verreiben oder bei der Urtinktur durch Verschütteln hergestellt werden – **bei gleichzeitiger Verdünnung (Entmaterialisierung) erfolgt die zunehmende Kraftentfaltung.**

Im allgemeinen ist die D 6 die Potenz, die für die Behandlung zu Hause in Frage kommt (6× im angloamerikanischen Sprachraum).

Sollte sich eine andere Potenz in dem einen oder anderen Fall als besonders wirksam herausgestellt haben, wird sie im weiteren angegeben (z. B. **Berberis D 3 oder Baptisia D 3 oder D 30**).

Sonst gilt für alle angegebenen homöopathischen Mittel die D 6.* Für unkomplizierte Krankheitsfälle reicht sie aus. (Bei ernsten Krankheiten und solchen, die lebensgefährlich scheinen, empfehle ich Ihnen dringend, den Tierarzt zu Rate zu ziehen.)

Ist von Hochpotenzen die Rede, so genügt es für Sie zu wissen, daß Sie die D (Dezimal) wie auch die C (Centesimal)-Potenzen verwenden können, also z. B. **D 30** oder **C 30** wie Sie sie in der Apotheke erhalten. Die feinen Unterschiede sind nur für den Fachmann wichtig, für die Behandlung der Katze spielen sie keine wesentliche Rolle.

Sie sind noch kein Meister, wenn Sie dieses Büchlein besitzen und danach die Heilmittel aussuchen.

* (Für den tierärztlichen Gebrauch eignet sich auch die **C 6** vorzüglich.)

Erst umfangreiche Erfahrung gibt Ihnen die Sicherheit, die auch in kritischen Fällen das Richtige wählen läßt. Es ist am besten, wenn Sie Ihre ersten Versuche mit homöopathischer Katzenbehandlung in ganz einfachen Krankheitsfällen machen können. So merken Sie rasch, wie die Wirkung ist, und gewinnen allmählich Vertrauen sowohl zur Arznei als auch zu Ihrer Fähigkeit, sie anzuwenden.

Es könnte sein, daß Sie nach dem Erleben der günstigen Arzneiwirkung auf Ihre Katze den Schluß ziehen, daß auch für Sie selbst Homöopathie im Fall einer Erkrankung kein Fehler wäre. Vielleicht sehen Sie sich einmal um, ob in Ihrer Umgebung ein geeigneter Arzt dafür zu finden ist.

Möglicherweise verdanken Sie eines Tages Ihre Gesundheit und Ihre Heilung der simplen Tatsache, daß Sie mit diesem Buch daran gingen, Ihrer Katze zu helfen.

Dosierung

Bei akuter und schnell einsetzender Krankheit zu Beginn alle Stunde eine Gabe, ungefähr 3–4–5 mal, danach mit einsetzender Besserung Abstände vergrößern, die folgenden Tage 3 mal täglich, wenn nötig.

EINE GABE

das ist 1 Tablette
oder 5–10 Korn
oder 5–10 Tropfen
oder 1 Messerspitze des Pulvers

je nachdem wie die Arznei in der Apotheke erhältlich ist.

Die Milchzucker-Grundlage der Tabletten, der Streukügelchen (Globuli, Körnchen) oder der Trituration (Pulver) schmecken der kranken Katze am besten.
Tropfen sollten, da sie Alkohol enthalten, nur in Notfällen angewendet werden. Die Gabengröße ist nicht so wichtig. Hauptsache, daß der Organismus den Heilreiz aufnimmt. Masse und Gewicht spielen nicht die Rolle wie bei den chemischen Präparaten, wo von der Dosierung die Wirkung und auch die Nebenwirkung (eine angenehme Umschreibung für eine Vergiftung!) abhängt.

So erscheint es zwar verwunderlich, wenn die Dosen für Mensch, Pferd, Hund und Katze, sowie Meerschweinchen und Elefant die gleichen sind, wird aber aus homöopathischer Sicht verständlich.

Die einsetzende Besserung ist erkennbar am Allgemeinzustand:

die Katze fühlt sich wohler, erleichtert. Sie bricht nicht oder hat keinen Durchfall mehr, wenn das das Übel war. Nicht selten macht sie gleich nach Eingabe ein Nickerchen – ein gutes Zeichen für die richtige Wahl des Mittels.
Der heilende Schlaf **muß** aber nicht auftreten. Bei fortschreitender Besserung ist es nicht nötig, die Dosis zu wiederholen. Sobald der Normalzustand erreicht ist, aufhören! Nicht »zur Sicherheit« weitergeben! Die Homöopathie ist eine Regulationstherapie, und was wieder einreguliert ist, läuft ohne Arznei weiter.

Sind die Krankheiten weniger akut, dann reichen 3 bis 2 Gaben für einige Tage, bei chronischen Krankheiten etwas länger. Erfolgt die Behandlung mit Hochpotenzen, reichen meist, wie im folgenden angegeben, längere Abstände.

Wie man der Katze die Arznei eingibt

Die Arzneien wirken am schnellsten, wenn sie von der Mundschleimhaut aufgenommen werden und gleich ins Blut gelangen. Wer ein sehr liebes Kätzchen hat, sollte eine Tablette zwischen zwei Löffeln zerquetschen und sie zerpulvert mit der feuchten Fingerspitze auf die Zunge streichen, wenn nötig, den Rest auf beide Vorderpfoten, denn die Tiere putzen sich und nehmen sie dadurch auf. Weil alle Tabletten oder Pulver (Trituration) wie Milchzucker schmecken, ist es bei lieben Katzen problemlos – und das sind die meisten.
Bei den Ausnahmen, wo es nicht möglich ist, die Arznei in der angegebenen Art einzugeben, verrührt man die Tablette in etwas Milch oder Trinkwasser, und schließlich kann man auch die zerpulverte Tablette in etwas Hackfleisch geben oder sie auch mit Hackfleischkügelchen auftupfen oder irgend eine andere Lieblingsspeise verwenden. Aber: sparsam, denn es muß ja öfter gemacht werden.

In der Apotheke sollte man immer darauf dringen, daß man die angegebenen Arzneien in Tablettenform erhält. Es gibt sie auch in flüssiger, in Alkohol aufgelöster Form, aber die schmeckt den Katzen nicht so gut wie die auf Milchzuckerbasis.

Die Aufbewahrung der homöopathischen Heilmittel

In einer besonderen Ecke sollte sie eingerichtet werden, unsere homöopathische Hausapotheke – fern vom Sonnenlicht, fern von Wärme und fern von streng riechenden Parfüms oder Desinfektionsmitteln oder ähnlichen Substanzen. So aufbewahrt, halten sich die Arzneien sehr lange.
Es gibt Ärzte-Familien in Deutschland und in der Schweiz, die in der 3. und 4. Generation homöopathische Ärzte sind und die von dem Groß- und Urgroßvater selbst hergestellte Heilmittel (damals gab es selbstdispensierende Ärzte, heute neben den Tierärzten auch noch eine kleine Gruppe) in unseren Tagen noch verwendet und sie für voll wirksam befunden haben.
Die Urtinkturen, z. B. **Calendula** (Ringelblume)-Urtinktur oder **Euphrasia** (Augentrost)-Urtinktur, bei Augen- und Lidbindehaut-Entzündungen empfohlen, sollten nie unverdünnt ins Auge kommen. Verdünnungsgrad bei Augenspülungen: 1 Tropfen auf 1 Teelöffel abgekochtes Wasser. Ist dies noch zu kräftig, und manche Katze zeigt dies an, verdünnt man weiter.
Nur eine Ausnahme gilt bei der Gehörgangs-Entzündung der Katze: hier gibt man **Calendula-Urtinktur** in den Gehörgang, was gut vertragen wird. Man muß nur sparsam damit umgehen, damit beim Schütteln nach der Massage der Ohren nichts davon in die Augen gelangt.

Normale Körperfunktionen

Die normalen Körperfunktionen der gesunden Katze:

Atemzüge 20–25 pro Minute
Körpertemperatur bis 39,5° C
Pulsschläge ca. 110–170

Schweißabsonderung nur an den Ballen möglich, schwitzt bei Angst oder Krankheit.
Haarwechsel im Frühjahr und Herbst. Der eigentliche Glanz des Haares kommt erst mit dem Erwachsensein mit ca. 6 Monaten.
Die Aufnahme des Futters erfolgt nicht wie beim schlingenden Hund als Herdentier. Die Katze ist Individualist. Einzeljäger in der Natur, sucht sie sich ihr Plätzchen und nimmt das Futter behäbig auf. Stücke der Beute werden abgerissen und abgeschluckt. Der gesunde Magen vermag relativ große Mengen aufzunehmen. Die rauhe Zunge dient zur Pflege des Haarkleides wie auch zur Flüssigkeitsaufnahme. Wie bei allen Fleischfressern ist der Darm kurz, der Magen sehr ausdehnungsfähig und der Magensaft scharf.

Die Körpersprache der Katze ist leicht übersetzbar:

Will eine Katze Aufmerksamkeit erregen, reibt sie sich an den Beinen des Menschen oder an Möbelstücken o. ä. mit hochgestelltem Schwanz;
steil aufgestellter Schwanz: man fühlt sich wohl.
Langsamer, zuckender Schlag mit dem Schwanz: keine Feindschaft, Zuneigung ist im Wachsen.
Vibriert die Schwanzspitze: Vorsicht! Katze ist mißtrauisch, läßt sich nicht mehr alles gefallen.
Schlagen des ganzen Schwanzes: Zorn und Schmerz, Erregungszustand.

Katzenbuckel: zeigt Kampfbereitschaft an, dabei sind die Ohren angelegt.

Wer eine Katze untersuchen oder behandeln, sie bürsten will oder sonst etwas mit ihr vor hat, tut gut daran, sie mit beiden Händen in rascher Reihenfolge von hinten am Kopf zu streicheln, leicht zu massieren (aber ohne Fingerring), – das beruhigt sie ungemein und nimmt ihr die Angst; auch eine Spritze wird ohne Abwehr ertragen.

Etwas über Charakter und Verhalten

Über das Wesen der Katzen – im Vergleich zum Hund – gibt es einen lustigen Vergleich: Der Hund, sagt man, ist ein Angestellter, die Katze dagegen ein freier Mitarbeiter. Daran ist viel wahr. Eine Katze läßt sich nichts befehlen. Sie hört zwar ihren Namen und weiß, daß sie damit gemeint ist. Aber deshalb kommt sie noch lange nicht. Sie kommt im Grunde nur, wenn das Kommen auch ihren eigenen Wünschen entspricht. Katzen kann man nicht zwingen. Sie verhalten sich so, wie sie selbst es wollen. Man muß sie nehmen, wie sie sind, und sie lassen sich nicht »abrichten«.

Während für den Hund der Mensch die entscheidende Beziehungsfigur ist, sozusagen sein »Lieber Gott«, spielt bei der Katze der Mensch nur die zweite Geige. Er ist, meinen die meisten Katzen, eigentlich nur dazu da, die Katze zu bedienen. Es gehört viel Mühe und Einfühlungsgabe dazu, um eine Katze durch liebevolle Pflege und Verständnis an sich zu binden. Sie entschließt sich dann freiwillig dazu, dem Menschen ihre Zuneigung und Anhänglichkeit zu geben. Wenn aber eine Katze – insbesondere in früher Jugend – schlechte Erfahrungen mit Menschen gemacht hat, wird das in ihren kleinen Gehirnwindungen so einprogrammiert, daß sie diese Lehre ihr ganzes Leben lang nicht wieder vergißt. Sie bleibt dann scheu und ängstlich, abweisend und kratzbürstig, ohne daß der Mensch sich vorstellen kann, worin die Ursache liegt. Manche Katzen werden durch eine solche psychische Störung unweigerlich geprägt.
Es ist eine alte Meinung – die auch oft zutrifft, daß eine Katze mehr an ihrem Haus, ihrer Wohnung hängt als an einem bestimmten Menschen. Daher macht es der Katze weit weniger als einem Hund aus, wenn sie bei einer Urlaubsreise ihrer

Familie zu Hause bleiben muß und von Freunden oder Bekannten betreut wird. Solange diese sie ein- bis zweimal täglich mit Futter versorgen, die sanitären Verhältnisse mit dem Klo in Ordnung halten (wobei in dieser Zeit zwei Klos ratsam sind), ist die Katze zufrieden. Sie ist ja in ihrem gewohnten Zuhause und braucht sich nicht umzugewöhnen.
Allerdings gibt es auch Katzen, die Sie unbedenklich mit auf Reisen nehmen können. Ein Risiko stellt das gewiß dar, denn eine neue Umgebung regt jede Katze auf. In seltenen Fällen kann sie vor lauter Bestürzung über fremdartige Verhältnisse sogar weglaufen.
Katzen sind in ihren Wünschen hartnäckig. Wenn Ihre Katze, die Sie möglicherweise von der Küche oder einem anderen Raum fernhalten wollen, sich in den Kopf gesetzt hat, doch dort aufzutauchen, wird sie nicht müde werden, das zu versuchen. Sie können ziemlich sicher sein, daß es ihr gelingt. Und letzten Endes werden Sie eher kapitulieren als Ihre Katze. Aber gerade solche Eigenschaften, die höchst individuell und Ausdruck einer selbständigen Persönlichkeit sind, machen jede Katze – Ihre Katze! – liebenswert.
Meinen Sie nicht auch?!
Ihrer Katze in gesunden und kranken Tagen zu helfen, Ihnen Fingerzeige für Mittel zu geben, die jeder ohne weiteres verwenden kann und mit denen er seiner Katze nur Gutes tut, das ist der Sinn dieses Buches.
Geschrieben habe ich es als Tierarzt, weil ich – genau wie Sie – diese zauberhaften, samtpfotigen Geschöpfe liebe und glaube, daß Sie dank homöopathischer Arzneien Ihrer Katze in kranken Tagen viel besser zur Seite stehen können, als Sie sich bisher zugetraut haben.
Damit Ihre Katze gesund bleibt und gesund wird, lesen Sie mein Buch!

Wann ist eine Katze krank?

Sie verhält sich anders als sonst, das merkt der Katzenfreund als erstes.

Liegt sie apathisch da, wo sie früher gespielt hat,
verweigert sie das gewohnte Futter,
sucht sie Ihre Gesellschaft, läßt sich aber nur ungern anfassen,
läuft sie dauernd aufs Katzenklo,
tränen die Augen oder niest sie
oder plagt sie der Durchfall,
dann ist es Zeit, sich um das Kätzchen intensiv zu kümmern!

1 Krankheiten des Kopfes

1.1 Augen

Glücklicherweise sind die Augen der Katze im allgemeinen recht gesund, und schwerwiegende Augenerkrankungen gehören zu den Seltenheiten. Der chirurgische Eingriff wie bei Verwachsung des Augenlids, Einschlagung des Augenlids (Entropium), Neubildungen auf der Hornhaut, Tumoren in den Augenlidern oder gar dem Vorfall des Augapfels sind Sachen des erfahrenen Tierarztes.
Was im Alltag immer wieder vorkommt, das sind die bei Kämpfen untereinander entstehenden Verletzungen und Entzündungen. Sie sind nicht allzu schwierig zu behandeln.

1.1.1 Verletzungen, Nickhaut

Verletzungen in der Umgebung der Augen oder der Lider sowie der Backen, wie es nach Kämpfen zwischen Katern häufig vorkommt, sind gut versorgt durch **Calendula**-Waschungen. 20 Tropfen der Tinktur auf 1 Tasse warmes Wasser. Mit einem Wattebausch befeuchtet man die Wunde 3 bis 4 mal täglich für kurze Zeit.
Innerlich kann zusätzlich das homöopathische Eiterungsmittel **Hepar sulfuris D 12,** 3 mal täglich 1 Tablette bis zur Abheilung, gegeben werden.

Wie der Hund, hat auch die Katze eine Nickhaut, ein drittes Augenlid. Es dient zum Schutze des Augapfels und kann wie eine Membran fast die ganze Oberfläche bedecken z. B. wenn sie durch Wiesen streunt, wo Gräser oder Grassamen in die Augen gelangen können. Fällt das 3. Augenlid vor, ist es also gelähmt, dann zeigt sie Krankheit an, und man darf dieses Zeichen nicht übersehen, und muß sie dem Tierarzt vorstellen.

Die Lidbindehaut, zart und wenn gesund, nicht sichtbar, umschließt als Schleimhaut schützend das Auge.
Als Ursachen eines Bindehautkatarrhes sind Staub oder Pollen der Gräser möglich, die ins Auge gelangen, aber auch Zugluft z. B. beim Transport im Auto mit geöffnetem Fenster. Dadurch wird die Schleimhaut geschädigt, Bakterien können sich entwickeln, die Entzündung beginnt. Liegt sie nur einseitig vor, kann ein Fremdkörper die Ursache sein, etwa Grassamen oder Spelzen wie von der Mäusegerste. Dann sofort zum Tierarzt!

1.1.2 Bindehautkatarrh (Konjunktivitis)

Der akute Bindehautkatarrh wird mit Augentropfen, die Antibiotika enthalten, rasch verschwinden. Die aber immer wiederkehrenden oder komplizierten Katarrhe bedürfen einer homöopathischen Individualisierung und Heilbehandlung.

Euphrasia D 3 (Augentrost)	Tränenfluß ist dick, wundmachend. Lichtscheu, geschwollene Bindehäute, oft Schnupfen und milder Nasenfluß.
Allium cepa D 3 (Zwiebel)	Tränen sind auffällig heiß, aber mild, nicht wundmachend, Folge von Erkältung oder Zugluft, wenn Begleitschnupfen, dann mit scharfem Nasenfluß, der die Ausgänge der Nasenlöcher reizt.

Diese Begleiterscheinungen, Schnupfen wie auch evtl. Husten werden im Freien besser, aber in der Wärme schlimmer. Zu beobachten bei Katzen, die von draußen hereinkommen: Sobald sie in der Wärme sind, tritt die Verschlechterung ein.

Pulsatilla D 4

Geht der Tränenfluß 2 bis 5 Tage nach Beginn des Katarrhs in gelblich grünen Eiter über (oder ertappt man die Katze erst in diesem Zustand), dann ist **Pulsatilla D 4** das Heilmittel. Lider sind rot und geschwollen, die Umgebung der Augen ist aber nicht gereizt, weder Husten noch Schnupfen sind bemerkbar.

Natrium muriaticum D 12

ist angezeigt bei chronischem, beiderseitigem Tränenfluß und völlig normalem Auge.
Hier stellt er ein Ventil des Körpers dar, der über die Augenschleimhaut Schadstoffe ausscheidet.
Zumeist hat hier das Trockenfutter schuld, man sollte es durch frische Nahrung ersetzen. Auch der oft zu beobachtende gleichzeitige Haarausfall, die große Ängstlichkeit und die Scheu vor dem Streicheln hängt damit zusammen und verschwindet zugleich mit dem Tränenfluß.

Katzen, die Auslauf haben, kehren ab und zu mit einer Entzündung der Augenlider und einem gleichzeitigem Bindehautkatarrh zusammen zurück (Blepharoconjunctivitis). Schleimig eitrige Absonderungen fließen reichlich und scharf. Die Augen sind geschlossen und darunter ist die Hornhaut mit Bläschen und Geschwüren übersät.
Hier ist der Patient wohlversorgt mit

Mercurius solubilis D 6

das er solange 3mal täglich erhält, bis die Augen wieder strahlen und jedwede Schwellung abgeklungen ist.
Mercurius erneuert die Schleimhaut. Die gleichzeitige Anwendung einer sulfonamid- oder antibiotikahaltigen Augensalbe für einige Tage ist empfehlenswert.

1.1.3 Erkrankung des Tränenkanals

Durch den Tränenkanal laufen die Tränen vom inneren Augenwinkel in die Nase. Verstopft der Kanal durch eine Lähmung der Nickhaut, durch ein Staubkorn oder eine Verwachsung, müssen sie außen entlang der Nase abfließen und hinterlassen eine braune Spur.
Die Behandlung erfolgt mit **Silicea D 12,** 3mal täglich in der ersten Woche, danach 2mal täglich bis zur Heilung.

1.1.4 Hornhautentzündung (Keratitis)

Kommen Stubenkatzen zum ersten Mal ins Freie, wird manchmal die Hornhaut, der durchsichtige vordere Teil des Augapfels, durch Gräser und Sträucher verletzt.
Auch eine im Kampf entstandene Wunde oder eine schwere Bindehautentzündung oder Herpes-Virus-Infektion kann die Ursache hierfür sein, ebenso wie ein Vitamin-A-Mangel. Blauweiß und wolkig getrübt schaut sie dann aus, die Hornhaut, wobei auch noch Hornhautgeschwüre auftreten können.
Die Katze sieht kaum etwas, wenn beide Augäpfel beteiligt sind und sitzt teilnahmslos in einer dunklen Ecke. Hochempfindlich geworden, läßt sie sich aber kaum untersuchen. Sie gehört unbedingt in tierärztliche Hände.
Hepar sulfuris D 6 ist zu Beginn das Heilmittel. Es wird nach einigen Tagen, wenn sie sich wieder anfassen und das Auge öffnen läßt, abgelöst durch **Mercurius corrosivus**, 3 Gaben täglich. Die Hornhaut gehört zu jenen Geweben, die sich äußerst langsam regenerieren, deshalb braucht die Heilung Zeit, man muß mit Wochen rechnen.
Bleiben nach Ablauf der Krankheit Narben auf der Hornhaut zurück, wende man **Conium** an, danach, wenn noch Reste zu sehen sind, **Calcium carbonicum,** beides nacheinander 10 Tage lang.

1.1.5 Glaukom

Mit Glaukom wird eine Drucksteigerung im Augapfel bezeichnet, die ein- oder beidseitig auftreten kann. Hierbei nimmt der Augapfel an Größe zu. Besondere Schmerzen scheinen nicht zu bestehen, und glücklicherweise tritt das Glaukom bei der Katze nicht so häufig auf wie beim Hund. Es kann im Beginn gut beeinflußt werden durch **Phosphorus 200,** morgens und

abends 5 Tropfen, 8 Tage lang (eine bewährte Angabe des englischen Tierarztes MC LEOD).
Auch mit **Belladonna D 30** 1mal täglich 1 Gabe für ca. 10 Tage liegen gute Ergebnisse vor, wenn es ohne Verzug eingesetzt wird. Nimmt der Augeninnendruck aber ständig zu, dann vergrößert sich der Augapfel und sobald ein gewisser Grad überschritten wird, leidet die Katze ziemliche Schmerzen und erblindet.

1.1.6 Star (Katarakt)

Auch das Katzenauge ist anfällig für den Star.
Im allgemeinen gehört er zu den Alterskrankheiten. Tritt er in frühen Jahren auf, liegt die Ursache meistens an der Ernährung. Zugleich mit der Behandlung durch **Natrium muriaticum D 12,** 2mal täglich 1 Tablette für 3 Wochen, die nach einiger Zeit zu wiederholen ist, sollte eine Futterumstellung erfolgen. Das ist sehr wichtig. Es sollte keine komplizierte Diät gegeben werden, sondern nur ein anderes Futter!
Der »normale« Altersstar nach dem 10. Lebensjahr verlangt eine **Silicea-Kur: Silicea D 12,** 2mal täglich für 3 Wochen, danach **Calcium fluoratum D 12,** 2mal täglich für die gleiche Zeit. Längere Pause, eventuelle Wiederholung.

1.2 Ohren

Gesunde Katzen haben gesunde Ohren, die nicht gereinigt zu werden brauchen.
Nur wenn es nötig sein solte, etwas Babyöl ins Ohr einträufeln und massieren.

1.2.1 Gehörgangsentzündungen

Nicht schwierig zu erkennen ist eine Gehörgangsentzündung , denn die Katze schüttelt dabei den Kopf und kratzt sich bei jeder Gelegenheit hinter den Ohren.
Meist durch Befall von Milben entsteht zunächst ein grauweißlicher Belag, der aber bald durch die einsetzende Entzündung zu einer Ansammlung von dunklem Ohrenschmalz führt. Es kann ein Pfropf entstehen und den Gehörgang regelrecht verstopfen, was das Verhalten der Katze empfindlich stört.
Der Juckreiz wird abends in der Wärme schlimmer. Säubert man das Ohr mit einem Wattebausch und dem Finger, sieht man unter der Lupe die Milben mehr oder weniger krabbeln.
Den Eiern, die sie in die Haut des Gehörgangs legen, entschlüpfen schon nach 2 Tagen Larven, weswegen man eine Behandlung mindestens über 7 Tage ausdehnen muß.
Leider hat die Milbe noch eine andere Eigenschaft: sie ist ansteckend. Werden bei einer Katze, die mit mehreren Artgenossen oder Hunden zusammenlebt, die Ohrmilben festgestellt, dann sollten alle anderen vierbeinigen Hausgenossen auch zugleich behandelt werden.
Ganze Würfe leiden unter diesen Ohrmilben, wenn man sie bei der Mutter übersehen hat.
Bei Jungtieren wirkt sich ein starker Befall katastrophal aus: entzündliche Veränderungen können auf das Mittelohr übergreifen und Gleichgewichtsstörungen mit Schiefhalten des

Kopfes sowie nervöse Störungen verursachen (Tiere sehen nicht, Krampfanfälle, Bewegungsdrang, Abmagerung, Tod). In jedem Falle ist hier ein rasch wirkendes Mittel nötig: **Calendula-Urtinktur** wird mehrere Tage 1–2mal täglich ins Ohr geträufelt und das Ohr anschließend massiert. Innerlich geben wir **Calendula D 3,** 3mal täglich. Auf diese Weise wird das Problem schnell, sanft und ohne Chemie gelöst.
Akute nicht-parasitäre Ohrentzündungen werden ebenfalls durch die **Calendula**-Behandlung innerlich und äußerlich für 3 bis 7 Tage behandelt.

Anders jedoch ist die Lage bei den chronischen Entzündungen. Hier gibt es eine Reihe anderer Möglichkeiten:

Graphites:

Das reichliche Ohrenschmalz hat Aussehen und Konsistenz wie Honig. Meist beobachtet man zugleich ein Ekzem um die Lippen und die Augen. Diese Patienten sind stämmig gewachsen, futtern viel, sind leicht verkühlt und erkältet und häufig verstopft.

Mercurius solubilis:

Diese Gehörgangsentzündung besteht schon längere Zeit mit intensivem Juckreiz, entzündeten, geschwollenen Gehörgängen mit dicken Krusten und gelbem Eiter.

Petroleum:

Fissuren und Schrunden im Ohr deuten auf dieses Mittel. Trockenes Ekzem.

Hepar sulfuris:

Hochempfindlich an den Ohren, läßt die Katze keinen heran. Der Ausfluß ist gelblich-blutig, dick und stinkt nach altem Käse. Hier örtlich nichts unternehmen, dafür

4mal täglich 1 Tablette bis die Schmerzhaftigkeit nachläßt, so daß man die Katze behandeln und das eitrige Ohrenschmalz entfernen kann.

Psorinum:

Ausfluß riecht nach gekochtem Fleisch, gelb-bräunlicher Eiter, kann schon Jahre (!) bestehen und wird erst auf **Psorinum D 15,** 2mal täglich, besser. Dieser Typ friert, ist gefräßig und stinkt. Verschlimmerung im Winter mit Juckreiz. Vergehen die Ohrenbeschwerden von selbst, treten oft Erscheinungen an der Lunge und den Bronchien auf.

Sulfur für einige Tage nach Ausheilung jeder Otitis sorgt dafür, daß die Entzündung nicht wieder aufflackert.

1.2.2 Entzündung des Mittelohres

Selten schließt sich an eine Entzündung des äußeren Gehörganges eine Mittelohrentzündung an. Die Katze läuft dabei unsicher im Kreis umher und ist deutlich gestört.
Anstelle von massiven Antibiotika-Gaben und Eröffnung des Trommelfelles geben wir zunächst **Pulsatilla 200** morgens und abends 1 Gabe für 2 Tage und warten ab.
In den bisherigen Fällen hat es ausgereicht, erst das Allgemeinbefinden zu bessern und danach die örtliche Erscheinung zu heilen.

1.2.3 Das Blutohr

So wird ein Bluterguß zwischen Haut und Ohrknorpel bezeichnet, erkennbar an der kissenähnlichen, fluktuierenden Verwöl-

bung der Haut und daran, daß solche Katzen sich schütteln »wie in Zeitlupe«.
In Ehren ergraute Kater, Opfer der Revierverteidigung und der damit verbundenen Raufereien mit Hunden oder anderen Katzen, bringen oft ein Blutohr mit nach Hause. Es ist nicht weiter schmerzhaft, aber doch unangenehm für das Tier, das zaghaft an dem betroffenen Ohr kratzt und auf diese Weise seinen Besitzer aufmerksam macht. Bevor man an einen chirurgischen Eingriff durch den Tierarzt denkt – nicht vor drei Wochen – sollte man versuchen, den Bluterguß zur Resorption anzuregen und dadurch die Schwellung abklingen zu lassen.
Fast immer ist eine Einwirkung von außen die Ursache, und wer denkt dabei nicht an das vorzügliche **Arnica**?
Wir geben **Arnica D 30,** 4mal täglich, für 3 Tage in Form einer Tablette und massieren das Ohr einige Male am Tage, so es die Zeit erlaubt, mindestens jedoch aber morgens und abends mit einer **Arnica-Salbe,** die die Apotheke vorrätig hält. Ab 4. Tag wendet man **Arnica D 30** nur noch 2mal täglich an, bis der Erguß verschwunden ist, was je nach Alter 8–14–21 Tage dauern kann. Dabei ist die Zeit genützt, in der chirurgisch ungern etwas unternommen wird.

Nach unseren Erfahrungen ist eine Operation selten nötig, in den meisten Fällen gelingt die Resorption des Ergusses. Bei älteren Tieren steht möglicherweise dann das lädierte Ohr ein wenig schief und ist etwas verdickt, aber in der zweiten Lebenshälfte geht bekanntlich Gesundheit vor Schönheit.
Muß aus irgendwelchen Gründen eine Operation doch vorgenommen werden, dann, wie immer, vor jedem Eingriff: **Arnica D 30,** 2mal täglich, 2 Tage vor und 3mal täglich 3 Tage nach der Operation (oder D 6, 4mal täglich). Das verhilft zur schnellen, fast schmerzlosen Heilung und verhindert Blutungen und Fistelbildungen.

1.2.4 Ohrrandgeschwüre

Wenn nicht durch Pilzbefall bedingt, entstehen sie durch eine Gehörgangsentzündung oder durch Kratzwunden. Wegen des unaufhörlichen Schüttelns und Kratzens wird eine Heilung sehr erschwert. Eigentlich sollte durch einen Verband die Ohrmuschel ruhig gestellt und mit Lebertran- oder anderen Heilsalben abgedeckt werden, aber welche Katze läßt sich das schon gefallen? Und ganz unmöglich wird es bei den Katern, die freien Auslauf haben.
Wir empfehlen, das unschätzbare Johanniskrautöl zu verwenden, das schmerzstillend beruhigt und dämpft und wie ein Antibiotikum auf die Bakterien und Pilze einwirkt, die sich auf den offenen Stellen breit machen. Täglich 2mal werden die Ohrränder mit diesem Öl sparsam eingerieben. Putzt sich die Katze und leckt und nimmt es auf, so wirkt es innerlich und wird ausgezeichnet vertragen, was Wunder, wenn man bedenkt, daß es beim Menschen für den innerlichen Gebrauch eine Menge von Anwendungsmöglichkeiten gibt.
Man sollte das Johanniskrautöl stets im Hause haben und es sich möglichst auch selbst zubereiten.*

Innerlich erhält die Katze **Silicea D 12,** 2 bis 3mal 1 Tablette, so lange, bis alles geheilt ist. **Silicea,** die Kieselsäure, wirkt als

* Um den 24. Juni ist die vollste Blütezeit des Johanniskrautes **(Hypericum perforatum),** das, wie der Name sagt, durchlöcherte Blätter hat. Man erkennt es leicht, wenn ein Blatt gegen das Licht gehalten wird.
Zerreiben wir ein Stück zwischen den Fingern, färben sie sich rot. Man zupft diese Blüten und gibt die 3- bis 4fache Menge von feinstem Olivenöl zu, läßt es 4 bis 6 Wochen in der Sonne stehen oder an einem warmen Ort und gießt dann das inzwischen rot gewordene Öl durch ein Tüchlein. Dann hat man nicht nur für die Katze, sondern auch für die ganze Familie ein ganz hervorragendes Naturheilmittel stets im Haus, dessen Heilkraft mindestens zwei Jahre anhält.

Anwendung:
Wund- und Hautpflegemittel, Brandwunden, Schrunden, Hautabschürfungen, Quetschungen, als Einreibmittel bei trockener schuppiger Haut.

spezifisches Mittel hervorragend, wenn man es auch über längere Zeit geben muß. Es läßt sich durch nichts ersetzen. Sollten durch den starken Juckreiz und das damit verbundene Kratzen Wunden entstanden sein mit verdicktem Hautgrund, dann ist **Silicea D 30** das Mittel der Wahl, 3mal täglich für 4 bis 7 Tage. Das bringt schon wesentliche Erleichterung und den Abbau des harten Untergrundes. Man behandelt weitere 3 Tage, falls notwendig.
Die **Silicea D 30** Behandlung ist von unschätzbarem Wert bei allen harten Hautverdickungen. Deren Auflösung hält man oft nicht für möglich; aber sie gelingt tatsächlich!

Daß ein Einzelner für diese Beobachtungen Jahre gebraucht hat, sei hier am Rande nur deswegen erwähnt, um deutlich zu machen, welche Erfahrungsschätze in diesem kleinen Büchlein enthalten sind.
Es geht eben nur mit **Silicea** und dann auch nur mit der **D 30.** Um wieviel reicher wäre die Medizin, wenn man sich an Universitäten mit diesem Gebiet intensiv beschäftigen würde!

1.3 Mundhöhle

1.3.1 Zähne

Mit 26 Milchzähnen wechselt die junge Katze das Gebiß im Alter von einem halben Jahr und als Erwachsene hat sie spätestens bis zum 12. Monat 30 Zähne.
Eine Wohltat für das junge Kätzchen im Zahnungsalter ist **Calcium phosphoricum.** Erhält sie es während des Zahnwechsels, sind prachtvolle Zähne das Ergebnis. Am besten beginnt man mit dem 4. Monat und verbraucht e i n e Packung (10 g) dieser Arznei als Anstoß für eine gesunde Entwicklung

des bleibenden Gebisses. Diese Chance gibt es nur einmal im Katzenleben und nur zur Zeit des Zahnens.
Gebißschäden im weiteren Lebensverlauf bleiben auch den Katzen nicht erspart.

1.3.2 Lockere Zähne

Gesunde, aber lockere Zähne, die weiter keine Schmerzen verursachen – was leicht festzustellen ist – können mit **Symphytum D 3** tatsächlich wieder gefestigt und für einige Zeit erhalten werden. Es muß mindestens drei Wochen lang, 2mal täglich dem Futter zugesetzt werden.
Lockere und schmerzhafte Zähne haben einen Wurzelschaden und deshalb keine Chance ebenso wie die Zähne, deren vereiterte Wurzeln eine Zahnfistel bilden. Sie müssen entfernt werden.

1.3.3 Zahnstein

Die Entstehung von Zahnstein ist kein örtliches Problem, sondern sie hängt mit einer Störung des intermediären Stoffwechsels zusammen, die zur Ausfällung von Kalksalzen im Speichel führt. Was folgt, ist der Zahnstein. Härtegrad und Zusammensetzung sind bei jedem Organismus verschieden.
Hat der Zahnstein sich einmal im höheren Alter gebildet, ist es ratsam, ihn ab und zu mit einem Ultraschallgerät vom Tierarzt entfernen zu lassen. Bei starkem Befall riecht die Katze aus dem Mund, weil an den Kalkbelägen sich ganze Kolonien von Bakterien ansammeln. Selbst Geschwüre können entstehen, wenn der Zahnstein ständig die Mundschleimhaut reizt.
Zeigt sich nur wenig Zahnstein als Belag an den Hakenzähnen, dann hilft ein einfaches Mittel: es ist die Schlemmkreide, mit der auf einem feuchten Läppchen der Zahnstein abgerie-

ben werden kann. Sie hat den Vorteil, daß sie abgeschluckt werden kann und gut vertragen wird.
Zahnpasten auf dieser Basis sind in der Zoohandlung erhältlich. Indische Autoren empfehlen zur Vorbeuge des Zahnsteinbefalles die wöchentliche Gabe von **Calculi renales** C 30 für einige Zeit.

1.3.4 Zahnfleischtaschen

Verursacht werden sie durch die Zahnsteinbildung. Sie stellen ein Reservoir für Futterreste und Krankheitskeime dar, die den üblen Mundgeruch ergeben. Abgesehen davon bringen sie, wie wurzelfaule Zähne auch, oft Fernwirkungen an anderen Organen hervor wie z. B. an Nieren oder Herz, so daß die Behandlung des Gebisses in jedem Fall das richtige ist. Zur Nachbehandlung bewährt sich wie immer **Arnica D 30.**

1.3.5 Zahnfleischgeschwulst (Epulis)

Die Zahnfleischgeschwulst gibt es nicht nur bei Hunden, sondern auch bei Katzen.
Wuchert Sie aus der Schleimhaut, heilt **Thuja.**
Ist das Periost, die Knochenhaut, die Ausgangsbasis, wird **Symphytum** helfen, und
sollte die Neubildung vom Knochen ausgehen, dann ist **Calcium fluoratum** das Mittel der Wahl.
Die Unterscheidung wird durch die verschiedenen Festigkeitsgrade des Gewebes möglich gemacht:

weich	**Thuja**
derb	**Symphytum**
hart	**Calcium fluoratum**

Die Behandlung läßt sie schrumpfen und abfallen.
Es ist auch möglich, daß nach einer operativen Entfernung der

histologische Gewebsbefund den Ausschlag für die Mittelwahl abgibt. Eventuell besteht eine Epulis nicht nur aus einer, sondern aus zwei oder gar drei verschiedenen Gewebswucherungen. Dann werden die Heilmittel individuell zusammengestellt.
Die Behandlung dauert längere Zeit und muß 2mal täglich erfolgen, wenn das Nachwachsen verhindert werden soll. Zugegeben – etwas langwierig, aber die Mühe lohnt sich!

1.3.6 Gaumenspalte

Die angeborene Gaumenspalte ist erblich und sollte nicht behandelt werden, weil sich das Erbgut bei Fortpflanzung nur verschlechtern würde. Das Krankheitsbild einer offenen Gaumenpalte ist typisch: Die aufgenommene Nahrung fließt gleich nach dem Abschlucken zur Nase wieder heraus und die Katze muß dabei niesen, während sich ein Gaumenschlitz kaum bemerkbar macht.

1.3.7 Zahnfleischentzündung (Gingivitis)

Der Verdauungsvorgang fängt bereits in der Mundhöhle an. Sie ist bei Katzen der Sitz so mancher Krankheit. Wie oft sehen wir einen geröteten Zahnrand, der schon von Geburt an besteht, nicht schmerzt und jeder Behandlung trotzt. Wenn dieser rote Zahnrand einen schlechten Geruch absondert, dann besteht die Möglichkeit einer Heilung mit **Kreosotum.**
Die **Kreosot**-Zahnfleischentzündung (Gingivitis) riecht nicht nur, sie kann auch ein wundmachendes Sekret und leicht blutende Schleimhaut aufweisen. In schweren Fällen löst schon das Abheben der Lippe vom Kiefer Schmerzen aus und wird nur widerwillig erduldet – wenn überhaupt!
Etwas rascher klingt die Entzündung ab, wenn der Bakterien-

rasen auf den Schleimhäuten für einige Tage mit einem Antibiotikum »weggewischt« wird – aber es muß nicht sein!
Wird ein Antibiotikum verfüttert, klingt die Entzündung unter seiner Einwirkung ab, kehrt aber nach Absetzen des Medikamentes erfahrungsgemäß wieder – weil eben nur die Begleitbakterien bekämpft wurden, nicht aber das Schleimhaut-Terrain saniert worden ist, was im beschriebenen Fall **Kreosotum** aktiv und wirksam ausrichten kann.
Unterstützend zu den homöopathischen Heilmitteln helfen Spülungen mit Salbeitee aus einer Einmalspritze (10 ml ohne Kanüle), oder die bewährte Zusammensetzung von

Arnica Urtinktur
Calendula Urtinktur } 5 g zu gleichen Teilen
Myrrhe Urtinktur

davon einen Teelöffel auf ein Glas warmes Wasser, ebenfalls zu Spülungen der Mundhöhle.
Ein weiteres äußerst hilfreiches Mittel bei entzündetem geschwollenem Zahnfleisch, das leicht zu bluten beginnt, wo der Speichel fließt und die Drüsen – die Ohrspeicheldrüsen ebenso wie die Kieferlymphknoten – geschwollen sind, wer genau hinschaut, entdeckt auch eine grau-weiß belegte, mitunter angeschwollene Zunge, das alles sind Hinweise auf eine erfolgversprechende Anwendung von **Mercurius solubilis (Hahnemanni).** Dabei kann der Stuhl durchfällig und der Durst vermehrt sein.

Eine andere Form der Zahnfleischentzündung wird durch **Acidum nitricum D 6**, 3mal täglich 1 Tablette, geheilt. Bei dieser Entzündung fällt der wunde Mundwinkel auf, der faulige Geruch; nicht nur das Zahnfleisch, die ganze Mundhöhle ist betroffen und reichlich fließt der Speichel, der auch blutig sein kann. Deutlich ist Halsweh beim Schlucken zu beobachten, jeder Bissen tut nicht nur in der Mundhöhle beim Kauen weh, sondern auch noch beim Abschlucken (weitere Beobachtung: Urin riecht übel, der Stuhlgang schmerzt).

Mit diesen Mitteln hat man die Zahnfleischentzündung wie auch die mit ihr zugleich oft auftretende Mundschleimhautentzündung gut im Griff, wenn es sich nicht um eine Form der Katzenseuche handelt, in deren Verlauf wir ebenfalls eine heftige, geschwürige Mundschleimhaut-Entzündung beobachten können.
Hier springt der rote geschwürige und geschwollene Zungenrand ins Auge, der es der Katze unmöglich macht, Futter aufzunehmen. Ein betrüblicher Anblick, jedem Erfahrenen geläufig: das apathische und matte Kätzchen sitzt mit Speichelfluß vor dem Futternapf: Liebend gern möchte es fressen – aber es kann nicht.

Wenn Sie dieses Bild sehen, dann denken Sie an **Baptisia** (wilder Indigo). In diesem Arzneimittelbild findet sich der plötzlich auftretende Fieberzustand mit rapid einsetzender Erschöpfung und Schlafsucht bei penetrant fauligem Geruch der ganzen Katze wie auch der Mundhöhle und deren geschwürigen Zungenrand sowie dem Unvermögen, Speisen oder Getränke zu schlucken. Ein langer Satz mit schwerwiegendem Inhalt!
In der Praxis machen wir immer wieder die Erfahrung, daß die Katzenfreunde es oft nicht glauben wollen, das es die gefürchtete Katzenseuche war, weil die Heilung so schnell und zügig einsetzte. Daß diese so geheilten Tiere niemals mehr gegen Katzenseuche geimpft zu werden brauchen, sei ausdrücklich erwähnt, denn sie durchseuchen und entwickeln dabei eine lebenslange Immunität.

Bei dieser Form der Katzenseuche ist eine Heilung mit **Baptisia** gewiß, sie ist rasch und mild und für den Patienten angenehm – ganz gleich welche Potenz Sie anwenden. Im akuten Falle wirken alle Potenzen, ob die **D 3, D 6, D 12** oder **D 30.**
Baptisia macht alle Antibiotika, alle Kortikoide, alle Herz- und

Kreislaufmittel, Traubenzuckerinfusionen und den Dauertropf überflüssig.

An diesem Beispiel erkennen Sie deutlich, warum z. B. die indische Regierung die Homöopathie in ihrem Lande so sehr fördert: weil sie einfach, mild, gewaltlos, nicht aufwendig und vor allem – bezahlbar ist!
Was sagt Gandhi, der Vater der Nation?
»Die Homöopathie ist die jüngste und edelste Methode, Kranke wirtschaftlich und gewaltlos zu behandeln. Die Regierung muß sie in unserem Lande fördern, unterstützen und begünstigen.«*

1.3.8 Mundschleimhautentzündung (Stomatitis)

Von einer Mundschleimhautentzündung spricht man, wenn sich die Zahnfleischentzündung ausbreitet.
Sie wird meistens durch mechanische Einwirkungen ausgelöst wie Knochensplitter, Fischgräten, Nadeln oder durch die Schimmelpilze der aufgenommenen Gräser, durch das Ablekken scharfer Stoffe und ähnlichem.

Eine akute Mundschleimhautentzündung, eben entdeckt, braucht **Belladonna D 4** zusammen mit **Echinacea D 1.**
Als Folgemittel, falls notwendig nach einigen Tagen, kommt in Frage das Mittel der dritten Entzündungsphase **Mercurius solubilis** (die allererste ist die kurze **Aconit**phase, dann folgt **Belladonna,** danach **Mercurius**) besonders dann, wenn Gräser oder Grasspelzen die Ursache sind und möglicherweise noch Pilze mit in die Entzündung eingebracht haben.

* »Homoeopathy is the latest and refined method of treating patients economically and non-violently. Government must encourage and patronise it in our country.«

1.3.9 Froschgeschwulst (Ranula)

Hiermit bezeichnet man eine durch Verlegung eines Speichelganges entstandene Speichelzyste unter der Zunge. Bei einer gewissen Größe beeinträchtigt sie die Futteraufnahme erheblich. Der Tierarzt macht einen Einschnitt, wodurch eine Fistel des Speichelganges in die Mundhöhle entsteht und das Leiden behoben, aber nicht geheilt ist.

Besser sind jedoch die Gaben von **Thuja,** sobald eine derartige Verwachsung zu beobachten ist. **Thuja** löst, wie beim Hund (und Mensch) auch hier das Problem wunderbar, indem der Speichelgang wieder durchlässig gemacht wird.

1.3.10 Lippengeschwür (eosinophiles Granulom)

Auch eine andere Hautkrankheit, sonst selten heilbar, spricht nach unseren Erfahrungen auf die **Silicea**-Kur an: das eosinophile Granulom, meist am oberen, aber auch am unteren Lippenrand entstehend.
Es hat die Form einer wuchernden rötlichen Wunde und sieht bei größerer Ausdehnung geradezu gespenstisch aus.
Nach einer Arzneigabe von **Silicea 30**, 3mal täglich für sieben Tage geht man ab 10. Tag auf **Calcium fluoratum 30** über und gibt es bis zur Ausheilung einmal täglich, höchstens aber 21 Tage lang. Danach 4 Wochen Pause und möglicherweise Wiederholung.

1.3.11 Fremdkörper

Durchs Spielen oder durch das Futter gelangen Fremdkörper in die Mundhöhle wie Gräten, Knochensplitter, Reißnägel oder Nadeln mit und ohne Faden.

Nadeln, wenn sie ohne Faden abgeschluckt werden, durchwandern komplikationslos mit dem stumpfen Ende voran den Darm und werden ausgeschieden. Nadeln mit Fäden dagegen nicht.
Durch Speichelfluß, den Brechreiz und die zeitweiligen Erstickungsanfälle macht sich der festsitzende Fremdkörper in der Mundhöhle bemerkbar.

Erste Hilfe vor dem Tierarztbesuch:
Katze in Decke einhüllen, daß nur der Kopf herausschaut. Dann versucht man den Fremdkörper zu entfernen.
Sitzt eine nicht zu große Gräte schon tiefer, dann Fütterung mit eingeweichtem Brot zusammen mit Hackfleisch oder Lunge. Sonst ab zum Tierarzt.

Uns wurde einmal eine Katze vorgestellt, die sechs Wochen lang nur zögernd Futter aufnahm, was die Besitzerin schließlich zu uns führte. Wir haben, hinterher kommt es einem unwahrscheinlich vor, dem Tier eine 5½ cm lange rostige Nähnadel mit Faden aus der rechten Halsseite entfernt – ohne Narkose. Sie ist heute noch in einem unserer Fotoalben im Wartezimmer festgeklebt. Wir haben weder die Wunde versorgt noch ihr eine Spritze geben können, obwohl die Mundhöhle schwer entzündet war, einfach deswegen nicht, weil die überglückliche Besitzerin schnurstracks aus der Praxis stürzte, um die Katze zu füttern (Das gibt es!). Gesehen haben wir sie erst nach einer Woche: alles war in Ordnung, kaum mehr etwas zu sehen – ohne jede Arznei!

Daraus ist ersichtlich wie stark die Selbstheilungskraft der Natur wirkt, besonders in der Mundhöhle, wo der Speichel einer sonst gesunden Katze unglaublich desinfizierend wirkt.

2 Atemwege

2.1 Nase

2.1.1 Schnupfen

Hört der mit dem Katzenschnupfen schon vertraute aufmerksame Katzenfreund den ersten Nieser, der auf einen Schnupfen hindeuten könnte und wiederholt sich dieser womöglich noch einige Male, dann ist es höchste Eisenbahn für einige Gaben

Aconitum D 6 — das erste Mittel für akute fieberhafte Entzündungen. Die Krankheitsphase, in der Aconitum hilft, ist kurz und stürmisch und geht schnell vorüber. Es wirkt also bei den **ersten** Entzündungszeichen. Dann aber tiefgehend: einige Gaben davon reichen aus, um den Schnupfen nicht nur zu stoppen, sondern auch zu heilen. Man »kappt« die sich anbahnende Entwicklung.

Hat die Entzündung aber schon Fuß gefaßt, dann ist

Belladonna D 4–D 6 — als Arznei der zweiten Phase das Heilmittel. Der Schnupfen, entstanden durch Erkältung, Wetterwechsel oder durch Ansteckung von kranken Tieren oder Menschen, läßt die Katze zu Beginn häufig niesen und sich an der Nase kratzen und scheuern.

Später wird der zunächst wäßrige Ausfluß schleimig oder schleimig/eitrig, die Nasengänge schwellen an und erschweren die Atmung. Dieser Zustand spricht für die Anwendung von

Lachesis D 12

Wir sehen möglicherweise noch eine Mandelentzündung oder eine Anschwellung der Lymphknoten am Unterkieferrand. Dann also **Lachesis D 12,** 3mal täglich, für 3 bis 4 Tage.

Kommt es zu keinem Ausfluß, ja sind die Nasenlöcher so verstopft, daß die Atmung sehr erschwert wird und nur durch den Mund geatmet werden kann – sie schnieft und röchelt – dann versuche man, mit

Hepar sulfuris D 12

dieses Übel anzugehen.

Sollte die Besserung nicht vollständig sein, empfehlen wir

Luffa D 12

Typisch ist der Wechsel von heftigem Ausfluß und Stillstand der Sekretion.

Andere Heilmittel für den Katzenschnupfen:

Allium cepa D 3

reichlich wäßriger Schnupfen, der Nasenlöcher und Lippen wund macht. Verschlimmerung in der Wärme und Besserung im Freien und in der Kälte.

Pulsatilla D 4

dicker, gelblich-schleimiger Ausfluß, manchmal grünlich, aber mild,

nicht wund machend, der in ziemlichen Mengen beiden Nasenlöchern entquillt.
Die meisten Schnupfenarten der Katze reagieren gut auf die Routine-Anwendung: 3 Tage **Lachesis,** danach 3 Tage **Hepar sulfuris,** beide in der **D 12.**

Allgemein hilfreich wirkt ein altes Hausmittel aus Großmutters Zeiten, heute wie gestern: die Inhalation von Kamillendämpfen. Der Patient wird auf einen Stuhl gesetzt, dessen Sitzfläche aus Rohrgeflecht besteht. Mit einem Korb wird er zugedeckt, und darunter kommt ein Topf mit heißem Kamillentee, dessen Dämpfe die kranke Katze täglich 10 Minuten einatmet.
Der Schnupfen ist in der Tat so leicht nicht zu erfassen, aber die Umstimmung der Schleimhäute, die Sanierung des »Terrains« ist lohnender als die zeitweilige Abtötung der Begleitbakterien durch Antibiotika. Nach Absetzen dieser »hemmenden« Medikamente stellt sich der Ausfluß oft wieder ein, eine vollständige Ausheilung ist relativ selten oder dauert länger.
Deswegen Geduld und ein wenig Aufmerksamkeit bei der Auswahl des Mittels!

Für Tierheime, die immer wieder damit zu tun haben und den Schnupfen nicht loswerden:
Allen Katzen zur Stärkung der körpereigenen Abwehr täglich **Echinacea D 1** ins Trinkwasser und dazu 3 Tage **Lachesis 30,** 3 Tage **Hepar sulfuris 30** und abschließend 3 Tage **Silicea 30** (also ebenfalls ins Trinkwasser), das dann von allen Katzen genommen werden muß, je Mittel 3 Tabletten auf 1 Liter Trinkwasser verrühren.
Es ist homöopathisch gesehen unwichtig, ob alles Trinkwasser ausgetrunken wird, wesentlich ist nur die Anwesenheit der

angezeigten Arznei im Wasser, egal, ob am Abend etwas übrig bleibt oder nicht.

2.1.2 Neubildungen

Von Schleimhäuten ausgehend, kommen Neubildungen ab und an im Bereich der Nasengänge als Polypen vor und sind erkennbar an den Atembeschwerden. Die Nasengänge werden verlegt, und schnorchelnde Atemgeräusche sowie ein schleimig-wäßriger Nasenausfluß folgen bald.
Das Heilmittel ist **Thuja,** 3 Gaben am Tage für 2–3 Wochen. Das hat schon mancher Katze geholfen, obgleich noch an **Teucrium marum D 1** zu denken wäre, den Katzen-Gamander, wenn Niesreiz besteht und der Nasenausfluß blutig wird.

2.1.3 Stirnhöhlenentzündung (Sinusitis)

Heilt ein eitriger Schnupfen nicht bald aus, schließt sich gern die Sinusitis an, eine Entzündung der von der Nase her zugänglichen Nebenhöhlen.
Einseitiger Nasenausfluß kennzeichnet ihn, seine Absonderung gibt uns Hinweise auf das einzusetzende Heilmittel:

Hydrastis	dick gelbe, auch blutige Absonderung.
Cinnabaris	immer wiederkehrender chronischer Schnupfen mit eitrig-schleimiger gelb-grüner Absonderung, riecht übel.
Sticta pulmonaria	dick gelber Ausfluß, der nicht übel riecht mit Begleithusten.
Phosphorus D 12	bei chronischer Sinusitis, 1–2mal täglich.

2.2 Hals

2.2.1 Mandelentzündung (Tonsillitis)

Auch eine Katze hat, wie der Mensch, zwei Mandeln, die links und rechts im Rachen liegen und als »Wachposten« durch Mund und Nase eindringende Krankheitskeime abfangen.
Ihre Entzündung stellt eine Abwehrreaktion des Körpers dar.
Ein bewährtes Heilmittel, auch für den Menschen gebräuchlich, ist **Belladonna D 4,** das Mittel der örtlichen Entzündung, 2stündlich 1 Tablette zerpulvert auf die Zunge. Bleiben nach abgeklungener Entzündung die Mandeln noch verdickt, ist **Calcium jodatum,** 2 bis 3 Gaben täglich, für einige Tage sinnvoll.

2.2.2 Rachenentzündung (Pharyngitis)

Weitet sich die Entzündung, meist durch virusbedingte Infektion, auf die Schleimhäute des Rachens aus, spricht man von einer Rachenentzündung (Pharyngitis).
Diese bereitet der Katze erhebliche Schmerzen, denn sie würgt, hustet und speichelt – sie ist sehr krank!
Die Schleimhaut glänzt rot und wäßrig verdickt (ödematös), wenn sich die Katze die Mundhöhle öffnen läßt und ein fauliger Geruch entströmt dem Rachen. Die Temperatur ist aber nur wenig über 39,5° Celsius.

Was tun?
Einen Prießnitz-Wickel anlegen! Ihn lassen sich kranke Katzen gerne gefallen: ein naß-kaltes Taschentuch wird um den Hals gewickelt, darüber ebenso ein trockener wollener Schal, und schon ist die erste Hilfe im Gange. Der Wickel bleibt 2 Stun-

den, danach reibt man den Hals trocken und wiederholt ihn abends noch einmal.

Arzneilich ist **Apis D 3** angezeigt, wenn die Schleimhaut wäßrig verdickt ist (ödematös),
Belladonna D 4 bei hochrotem Rachen oder
Mercurius solubilis D 6 bei heftiger Entzündung mit starkem Geruch. Ist die Entzündung auf die Zunge ausgedehnt, mit starkem Speichelfluß und dem Unvermögen, Futter aufzunehmen (die Katze sitzt gebeugt über ihrem Napf, frißt aber nicht), dann denkt man an **Baptisia D 3.**

2.2.3 Kehlkopfkatarrh (Laryngitis)

Hörbar ist der Kehlkopfkatarrh am veränderten Miauen. Es klingt, wenn sie überhaupt einen Ton von sich gibt, rauh und heiser.
Druck auf den Kehlkopf löst sofort sogleich Schmerzen und Husten aus. Überdies treten Schluckbeschwerden und Fieber hinzu, meist um 40° Celsius.
Auch hier wirkt der Prießnitz-Wickel Wunder und sollte zu allererst angelegt werden.
Arzneilich ist **Spongia D 6** das Mittel der Wahl, zuerst 2stündlich bis zur eintretenden Besserung, danach noch 3mal täglich eine Zeitlang bis zur vollständigen Ausheilung.
Bei jungen Katzen muß aber damit gerechnet werden, daß ein Fremdkörper (Knochen, Nadel o. ä.) im Hals stecken geblieben sein könnte.

2.2.4 Fremdkörper im Rachen

Nadeln mit Fäden, Fischgräten, Knochensplitter sind die Fremdkörper, die sich in den Rachen verirren können und Hustenreiz, Kratzen mit der Pfote am Hals und Würgen auslösen.
Wer mit einer Pinzette den Fremdkörper herausholen kann, erspart der Katze die Narkose, während der der Tierarzt, mit oder ohne Röntgen, nach dem Übeltäter fahnden muß.

2.2.5 Neubildungen im Kehlkopf

Eine solche Diagnosestellung ist nur in Narkose möglich. Meist erkennt der Tierarzt einen Polypen, der für unklare Erscheinungen und monatelange, nicht gerade erfolgreiche Behandlung verantwortlich ist.
Eine gutartige Neubildung ist bisher immer mit **Thuja** geheilt worden, bösartige Krebsgeschwülste sind an fauligem Geruch erkennbar und einer erfolgreichen Behandlung leider nicht zugänglich.
Was übrigens das Schnurren anbelangt, so ist sehr wahrscheinlich, daß es mit den Stimmbändern erzeugt wird und kein besonderes Organ dafür vorhanden ist. In Fachkreisen war es bisher ein vergebliches Mühen gewesen zu einem eindeutigen Ergebnis zu gelangen.
Nur Kleinkatzen können schnurren, die großen wie Löwen, Tiger und Leoparden vermögen es nicht.

2.3 Luftwege (Bronchien, Lunge)

2.3.1 Bronchitis (Husten) und Lungenentzündung (Pneumonie)

Mit Bronchitis wird eine Entzündung der Bronchialschleimhaut bezeichnet. Sie kann durch die Einwanderung von Viren und Bakterien ausgelöst werden und verläuft mit Husten, Fieber bis 40° C und beschleunigter Atmung.
Wandert die Bronchitis weiter in die Lunge hinein, entwickelt sich eine Lungenentzündung mit steiler Fieberkurve (ca. 40,6° C). Die Atembeschwerden sind deutlich ausgeprägt, die Ausatmung scheint besonders schmerzhaft zu sein, leichter, anfallsweiser Husten, der aber auch fehlen kann. Die Katze liegt matt und apathisch, ein Häufchen Unglück ohne den geringsten Appetit!
Was tun? Muß guter Rat immer teuer sein?
Keineswegs! Was wir brauchen, sind 2 Mittel:

Bryonia D 6 und
Phosphorus D 12

Diese beiden Arzneien werden 2stündlich im Wechsel angewendet, bis die Gefahr vorüber und die Besserung offensichtlich ist.
Sechsmal am Tag: – 8.00, 10.00 und 12.00 Uhr sowie 16.00, 18.00 und 20.00 Uhr. Das gilt für die beginnende Bronchitis ebenso wie für die ausgeprägte Lungenentzündung.
Mit zunehmender Besserung, das ist ein alter Grundsatz, seltenere Gaben. Es lohnt sich.
Keine Antibiotika, kein Kortison, kein Antihistamin, keine Spritzen, keine künstliche Ernährung!
Nur muß man 2 bis 3 Tage ganz der Katze widmen – dann ist es auch nicht für die Katz'.

Noch andere Möglichkeiten:
Eine verschleppte Bronchitis mit ständigem Husten und schleimigem Auswurf, wird mit **Hepar sulfuris D 12,** 3mal täglich, versorgt. Ist der chronische Husten ein Anhängsel des Katzenschnupfens denke man an **Sticta pulmonaria D 3.**
Eine Bronchitis mit Krampfhusten und Rasselgeräuschen derart, daß man fürchten muß, die Katze könne dann ersticken, löst sich auf **Ipecacuanha D 6** oder mit einem Pulver aus der Kinderpraxis, das sich auch bei Katzen gut bewährt hat: **Virupect**/Schwabe (enthält **Drosera D 1, Cuprum aceticum D 3** und **Ipecacuanha D 3**).
Die Bronchitis, die sich hauptsächlich nachts verschlimmert und mit Herzklopfen einhergeht, benötigt **Drosera**.

2.3.2 Brustfellentzündung (Pleuritis)

Das Brustfell überzieht die Lungen wie auch die Innenseite der Brustwand.
Katzen mit Brustfellentzündung zeigen dies deutlich an:
Zum Anfang ist die Pleuritis trocken. Hohes Fieber mit kurzer beschleunigter Atmung weist auf die Schmerzen hin, die der trockene und schwache Husten auslöst.
Später bilden sich Entzündungsprodukte im Brustraum und drücken das Lungengewebe zusammen und Atemnot ist die Folge.
Zu Beginn der Entzündung, wenn der Erguß sich bildet aber noch nicht da ist – das ist die Zeit, wo man spätestens den Tierarzt aufsucht, – hat die Homöopathie einen wunderbaren Pfeil im Köcher: **Bryonia.**
Man spritzt eine Ampulle **Bryonia D 30** und wiederholt die Injektion am 3. Tage mit einer Ampulle **Bryonia D 200** – weiter nichts. Zusehends erholt sich der Patient, erst wird das Allgemeinbefinden besser, dann der Appetit und wer am 3. Tage den Brustkorb abhört, wird verwundert sein über die kaum

noch wahrnehmbaren Reibegeräusche, die von der 2. Injektion vollends weggewischt werden. Ein Minimum an Medikamenten bringt innerhalb weniger Tage die Heilung zustande. Und das gilt nicht nur für die Katze, sondern für alle Tiere und den Menschen auch, denn diese Angabe, hundertfach bewährt, stammt aus dem großen Erfahrungsschatz des schweizerischen Arztes Dr. VOEGELI.

Wenn der Erguß sich gebildet hat, beim Abhören am Plätschergeräusch erkenntlich, dann stehen die Chancen auch bei sorgfältigster Behandlung nicht so günstig. Oft muß der Tierarzt Flüssigkeit aus dem Brustraum absaugen, die man untersuchen lassen sollte, denn die Tuberkulose kann eine Rolle spielen.

Sonst kann ein Versuch mit **Arsenicum album** oder **Mercurius solubilis** unternommen werden, aber die Behandlung ist Sache des Tierarztes wie bei jeder Art der Brustfellentzündung (Pleuritis) oder gar der Brustwassersucht (Hydrothorax). Daß auch Lungenkrebs bei Katzen vorkommen kann, sei am Rande erwähnt. Diese Endzustände sind homöopathischer Behandlung – wie auch jeder anderen – nicht zugänglich.

3 Herz- und Kreislauf

Erkrankungen des Herzens und des Kreislaufs kommen bei der Katze recht selten vor. Katzen haben die Fähigkeit, mit ihren Kräften schonend und haushälterisch umzugehen; in ihren Bewegungen sind sie sparsam – im Gegensatz zum Hund. So kommen diese Krankheiten nur bei älteren Tieren vor. Die Feststellung, ob der Herzmuskel oder die Herzklappen geschädigt sind, muß der Tierarzt treffen, dessen Sache auch die Behandlung ist.

3.1 Herzmuskelschwäche

Beim Herzmuskelschaden bewährt sich **Crataegus D 1.** Dieser zeigt sich durch Mattigkeit, Atemnot und geringem Appetit. Das Herz arbeitet heftig (Herzspitzenstoß) und der Puls – normal beim Jungtier bis 140, beim älteren zwischen 100 und 120 – ist unregelmäßig und schneller.
Zehn Streukügelchen (Globuli) in jedes Futter, anfangs 3mal, später 2mal täglich.

3.2 Herzklappenfehler

Bei Herzklappenschaden **Convallaria D 3,** 3mal täglich. Hierbei zeigt die Katze in fortgeschrittenem Zustand die Neigung, den Kopf hochzustellen, weil die Beschwerden im Liegen zunehmen.

3.3 Kreislaufschwäche

Akute Kreislaufschwäche nach übermäßiger Anstrengung, Kollaps mit Darmschwäche oder Durchfall: **Veratrum album D 4,** einige Tropfen auf die Mundschleimhaut oder die Vorderpfoten (sie leckt sie beim Putzen auf). Dies hilft schnell und sicher.

3.4 Gefäßverschluß

Ein Gefäßverschluß (Thrombose) äußert sich in Lähmung und Kälte der befallenen Extremität, die gefühllos wird und deren Ballen sich wegen der gestörten Durchblutung dunkel verfärben.
Die Thrombose tritt nur im höheren Alter auf; zum Behandlungsversuch wird **Lachesis D 12** im Wechsel mit **Secale cornutum D 6** empfohlen.

4 Verdauungsorgane

4.1 Magen

Der Magen der Katze ist im allgemeinen robust und widerstandsfähig und kann große Mengen Futter aufnehmen.

4.1.1 Haarballen

Es ist nur natürlich, daß beim Putzen des Felles auch Haare in den Magen gelangen, sich dort zu Ballen formen und nach Aufnahme von Gras erbrochen werden. Damit nicht zu viele Ballen den Darm verstopfen, tut man gut daran, die Katze regelmäßig zu bürsten.

Das Erbrechen der Haarbälle ist nichts Aufregendes, das tut jede Katze von Zeit zu Zeit. Man sorge nur dafür, daß sie jederzeit an frisches Gras gelangen kann, denn sonst erbrechen sie Futter. Für Stubenkatzen sät man in einem Blumentopf eine Handvoll Hafer oder Gerste, der in der Küche in die Sonne gestellt wird. Mit wahrer Andacht sucht sie sich dann passende Hälmchen heraus, denn sie enthalten Vitamine und Wachstumsstoffe, lebenswichtig für jede Katze.

Verstopfen aber die Haarballen den Darm, wird ein Teelöffel Salatöl für Jungtiere, ein Eßlöffel davon für erwachsene Katzen Wunder wirken. Nach 6 bis 8 Stunden ist das Pfröpfchen draußen. Man hat die Wahl zwischen Olivenöl, Salatöl oder dem Öl aus einer Sardinenbüchse. Die ersten werden ins Futter gegeben, das Sardinenöl schlürft sie von allein, weil Katzen dieses Öl schätzen.

Wöchentlich eine Gabe **Sulfur 30** um die Zeit des Haarens kürzt die Periode ab.

4.1.2 Mundgeruch

Zahnsteinbildung oder schlechte Zähne wie auch Geschwürsbildung sind für jedermann leicht zu erkennen. Der faulige Mundgeruch, der dem Fang entströmt, kann nur mit einer Gebißregulierung durch den Tierarzt behoben werden. Ein süßlicher, nach Urin riechender Atem weist auf eine Nierenstörung hin, und man bringt diese Katze besser gleich zum Tierarzt.
Übler Mundgeruch bei völlig normalem Gebiß; das gibt es auch. Hier liegen die Ursachen tiefer und hängen mit chronischen Magen-, Darm- oder Stoffwechselstörungen zusammen.

Carbo vegetabilis und
Nux vomica

3mal täglich für 14 Tage tonisiert die Verdauungswege und nimmt dadurch den unreinen Atem.
Ein übler Mund- und Körpergeruch zur Zeit der Rolligkeit wird mit **Sulfur D 6** angegangen.

4.1.3 Erbrechen

Gelegentliches Erbrechen, wie es nach Aufnahme von Gras vorkommt, um Haarballen aus dem Magen loszuwerden, ist normal und nicht krankhaft. Mit dem Brechakt will der Körper sich von schädlichen Stoffen befreien. Wiederholt sich Erbrechen mit weißem Schaum, aber bei gutem oder nur wenig gestörtem Allgemeinbefinden, dann werden einige Gaben **Ipecacuanha** notwendig.

Nüchtern – Erbrechen kann auch ausgelöst werden durch eine Störung der Magensaftsekretion. Wir beobachten gelegentlich einen Mangel an Salzsäure mit deutlicher Abgeschlagenheit und Gier auf Gras und Zimmerpflanzen. Bei einem Zuviel an Magensäure wird öfter nach der Fütterung erbrochen. Haben wir den Verdacht einer Salzsäurestörung, dann wäre es müßig, sich auf einen Mangel oder einen Salzsäureüberschuß festlegen zu wollen. Natürlich können Laborteste gemacht werden, aber sie sind nicht notwendig, denn die homöopathischen Mittel, die wir einsetzen, **regulieren** und heilen unbeschadet ein Zuviel oder Zuwenig an Magensäure.

Die Heilmittel: **Pulsatilla D 4** und
Nux vomica D 6
2stündlich im Wechsel, bis zur Besserung.

Erbrechen bei der Katze kann viele Ursachen haben. In jedem Falle ist es gut, anstelle von Wasser Kamillen- oder Fencheltee für einige Tage anzubieten, aber nur, wenn die Katze solchen Tee mag. Lehnt sie ihn ab, kehre man wohl oder übel auf das Wasser zurück.

Eine Abart des Erbrechens: Pylorospasmus, Magenpförtnerkrampf. Erbricht in einem Wurf junger Katzen ein einzelnes Kätzchen und kann keine Nahrung bei sich behalten, dann liegt offensichtlich ein sogenannter Pylorospasmus vor. Im Säugealter löst **Aethusa D 3–D 30** den Spasmus, im späteren Alter gibt es verschiedene Mittel für die verschiedenen Krankheitsbilder, denn zwischen einem zeitweiligen Krampf des Pförtners und dem Verschluß des Magenausganges liegen unterschiedliche Krankheitsgrade. Auf jeden Fall ist öfters Erbrechen ohne einleuchtenden Grund ein Hinweis für den Spasmus. Auffällig wird im weiteren Verlauf die einsetzende Austrocknung des Organismus, leicht erkennbar am trockenen Fell, dem jede Spannung abgeht. Zur Behandlung kommen verschiedene Mittel in Frage, in erster Linie:

Nux vomica und
Magnesium phosphoricum,

dazu häufige kleine Mahlzeiten mit viel Flüssigkeit.

4.1.4 Magenschleimhautentzündung (Gastritis)

Unverträgliche Pflanzen, von der Katze als Grasersatz angefressen, die Aufnahme von Blumen- oder Spülwasser, Schadstoffe, die beim Putzen des Fells in den Körper gelangen, zu kaltes Futter, Wurmbefall oder eine Infektion – das alles können die Ursachen für eine Magenverstimmung sein.

Wird sie zunehmend heftiger, dann zeichnet sich bald das Symptomen-Trias der Gastritis ab mit Erbrechen, Appetitlosigkeit und Bauchweh.
Wird die Katze am Bauche hochgehoben, jammert sie. Am liebsten sitzt sie mit gekrümmtem Rücken in einer kühlen Ecke oder liegt flach auf kühlen Platten und wechselt ihren Platz sobald er warm geworden ist. Ab und zu trinkt sie Wasser, erbricht es aber kurze Zeit später.

Die Behandlung je nach Ursache: Bei Verdacht auf eine Vergiftung oder eine Infektion, bei heftigem Erbrechen und Fieber – dann sofort zum Tierarzt.

Verlaufen die Krankheitserscheinungen milder, dann wählen wir die Mittel aus:

Pulsatilla D 4 im Wechsel mit **Nux vomica D 6** sind die Arzneien, die wir bei unklarer Ursache geben und die fast generell wirken, sofern Vergiftung und Infektion ausgeschlossen werden können.

Arsenicum album D 6 ist das große Mittel nach verdorbenem Futter oder Fleisch. Beginn meist nachts, der Stuhl, oft Durchfall, stinkt aashaft, die Katze sucht die Wärme und das Wasser, das oft, aber in kleinen Mengen genommen wird, erbricht sie sogleich.

Carbo vegetabilis D 6 und **Nux vomica D 6** ist die Zusammenstellung, die bei der chronischen Form der Gastritis angewendet wird, die mit kapriziösem Appetit einhergeht, mit öfterem Erbrechen, Gasbildung und Kollern im Leib.

Ferrum metallicum hilft zuverlässig bei einer Störung die sich in wechselndem Appetit äußert: die Katze futtert 2 bis 3 Tage ganz normal, danach aber 2, 3 Tage sehr mäßig, fast gar nichts. Hier liegt eine Störung im Eisenhaushalt zugrunde und deswegen normalisiert **Ferrum** sicher.

Diät:

ein Fastentag als erstes!

Danach kleine Portionen mageres Fleisch kurz erhitzt und leicht gesalzen.

Was immer vorhanden sein muß: Kamillentee oder Wasser.

4.1.5 Krankheiten der Bauchspeicheldrüse (Pankreas), Diabetes

Wird die Bauchspeicheldrüse krank, dann sieht es von vornherein nicht rosig aus für den kleinen Patienten. Wir erleben weniger die akuten als die chronischen Störungen, die nach anfänglichem großen Appetit zu einer Abmagerung führen mit häufigen fettig-glänzenden Stühlen, großem Durst und Austrocknung.

Behandlung: **Haronga D 4** + **Iris D 6,** eine Zusammenstellung, die 3mal täglich vor jedem Futter gegeben wird.
Oft geht mit der Störung dieser wichtigen Verdauungsdrüse ein Diabetes einher mit Erhöhung des Blutzuckers weit über 100 mg % und mit Zuckerausscheidung im Urin, am Teststreifen leicht erkennbar.
Die Krankheitserscheinungen weiten sich dann aus zu ständigem Durst und dauerndem Wasserlassen, zu Ekzemen, Star, Abmagerung und Schlafsucht.
Das Inselorgan scheint in den meisten Fällen so stark geschädigt zu sein, daß wir mit den homöopathischen Diabetesmitteln wie

Acidum phosphoricum
Kreosotum oder
Syzygium

nur selten erfolgreich waren.
Das Inselsystem, als das Erfolgsorgan, an das man sich wenden muß, um eine Selbstheilung durch Eigenregulation in Gang zu setzen, ist offenbar gar nicht mehr in der Lage, entsprechend zu reagieren.
So bleibt nur die Einstellung auf das täglich zu spritzende Insulin übrig – aber welche Katze duldet schon die tägliche Spritze? Und welcher Katzenfreund hält das durch?

Die Diät: wenig mageres Fleisch, vorzüglich vom Huhn, Eier, Magermilch.

Interessant ist, daß latente Anlagen zu dieser Krankheit mitunter durch zu hohe Kortisongaben ausgelöst werden können.

4.2 Darm

4.2.1 Darmentzündung (Enteritis), Durchfall

Die Schleimhautentzündung des Darmes – oft begleitet von einer Entzündung der Magenschleimhaut – zeigt sich in Form des Durchfalls hör- und riechbar, in jedem Falle sehr deutlich an. Er kann infektiös durch Viren oder Bakterien bedingt sein, kann ausgelöst werden durch Fütterungsfehler, durch Würmer und Kokzidien und auch Vergiftungen spielen nicht selten eine Rolle.
Die Konsistenz sowie Farbe und Geruch sind für die homöopathische Behandlung maßgebend. Ganz plötzlich einsetzende Entzündungen mit starkem Kräfteverfall bedürfen der Primärwirkung eines Antibiotikums durch den Arzt, bei nicht so lebensgefährlichen Formen kommen wir mit diesen Mitteln aus:

Pulsatilla D 6

Der **Pulsatilla**-Durchfall enthält immer Schleim und jeder Stuhl sieht anders aus: mal grün, mal gelb, mal wäßrig, mal fester, aber immer schleimig. Trotz des Säfteverlustes durch diese Ausscheidungen trinkt die Katze auffallend wenig.
Ursache ist meist zu kaltes oder zu fettes Futter.

Arsenicum album D 6

Nächtlicher Durchfall spricht für **Arsenicum album.** Der Stuhl riecht nach Aas und wird öfter abgesetzt, aber nur in kleinen Mengen, er kann auch mit Blut und Schleim durchzo-

gen sein und nimmt den kleinen Patienten sehr mit.
Weil ängstlich und unruhig, wechselt er öfters seinen Platz und zeigt ein großes Verlangen nach Wärme.
Trinkt oft, aber wenig.

Arsen hilft hier schnell und sicher bei 2stündlicher Gabe; wenn nicht, sollte es nicht länger als 2 Tage gegeben werden. Der **Arsen**durchfall wird durch Fütterungsfehler tierischer Herkunft von zweifelhafter hygienischer Beschaffenheit ausgelöst, auch von verschimmeltem Futter, das besser vorher erhitzt worden wäre. Schnelle Erschöpfung und Abmagerung, auch die Unruhe sind typisch für **Arsen.**

Mercurius solubilis D 6 wird notwendig, wenn im Krankheitsbild der vergebliche Drang nach jeder Entleerung ganz auffällig ist, das Kätzchen kommt vom Katzenklo kaum herunter, weil es das Gefühl hat, es müßte noch etwas kommen von dem grünlich-gelb-schleimigen evtl. mit Blutstreifen durchzogenen Mercuriusdurchfall, dabei ist die Stimmung gereizt.

Podophyllum D 4 ist beim sogenannten »Hydrantenstuhl« von Nutzen, wenn der gelbliche wäßrige Durchfall wie aus einem Wasserrohr herausschießt.

Leptandra D 3 wirkt beim Durchfall mit teerartig stinkendem Stuhl, der mit Rumpeln in den Gedärmen reichlich und gußartig ausgeschieden wird. Oft sitzt ein unerkannter Leberschaden dahinter und die bisher angewendeten Mittel haben versagt.

Aloe D 6

ist beim Durchfall angebracht, der unfreiwillig abgeht. Der Kotabgang erfolgt ohne jeden Druck, der Stuhl fällt gewissermaßen heraus: gelb, dünn, schleimig mit Blähungen und Unbehagen besonders frühmorgens, mitunter auch zugleich beim Urin lassen.

Mit diesen Mitteln hat man im allgemeinen den Durchfall im Griff, obgleich es noch andere Bilder gibt wie z. B. **Phosphorus D 12** bei weißem oder weiß-gräulichem Stuhl ohne jede Schwächung des Körpers oder **Dulcamara D 4,** allein auf die Feststellung, daß der Durchfall durch feuchte Nässe ausgelöst worden ist.
Natürlich wird der Tierarzt bei heftigen Darmentzündungen auch zu Antibiotika greifen müssen. Wer aber gut beobachtet und danach das Mittel auswählt – Homöopathie ist keine Glaubenssache, sondern eine Beobachtungsheilkunde –, der kommt in den meisten Fällen ohne sie aus.

Diät: keine Milch, kein Fett, kein Öl, dafür Kamillen-Fencheltee oder schwarzen Tee, gekochte Leber, hartgekochtes Ei.

Merke: Bei einem gesunden Tier ist der After immer sauber und nicht beschmutzt wie beim kranken Tier.

4.2.2 Verstopfung (Obstipation)

Katzen, die ein natürliches Leben führen können, leiden selten unter Verstopfung. Sie haben genügend Bewegung und fressen bald hier und bald dort, was sie finden und was sie brauchen. Wieviele aber müssen ohne freien Auslauf in der Großstadt leben!
Hier wird der Stuhlgang zum Problem, wenn er nur jeden 3., 4., 8., oder gar 10. Tag ausgestoßen wird. Besonders ältere Tiere leiden unter der Verstopfung.
Man sollte der regelmäßigen Entleerung seine volle Aufmerksamkeit schenken, denn ist der Dickdarm, in dem der Kot sich staut, einmal überdehnt, bildet er sich selten auf normale Größe zurück und bleibt ein »Ort mit verringerter Widerstandskraft«.

Verstopfung muß nichts Schlimmes bedeuten, wenn sie gelegentlich vorkommt. Rohe Leber, Milch, Sahne oder Ölsardinenöl beheben sie meistens und wenn nicht, hilft ein Löffel Olivenöl auf einem kurz vorher in heißes Wasser eingetauchten Löffel (auf dem noch einige Tropfen sind). Kräftig bürsten, viel mit ihr spielen, das regt an!

Wird eine akute Verstopfung nicht rechtzeitig behoben, kommt es zu einer starken Anschoppung des Dickdarms und nachfolgenden Lähmungen, wobei der Leib weit aufgetrieben ist.
Durch Druck auf die Harnleiter staut sich dann auch der Urin in den Nieren; Erbrechen, Lähmung der Hinterhand, ja selbst der Tod können die Folge sein.
Wenn der Stuhl nicht jeden Tag oder jeden 2. Tag abgesetzt wird, greife man zu einem der folgenden Mittel, die sich gut bewährt haben:
In akuten Fällen alle 2 Stunden 1 Gabe bis zur Besserung, in wenigen gefährlichen Situationen 2–3mal täglich. Sie führen den Darm zu normaler Funktion zurück und sind deswegen keine »Abführmittel«.

Schwere langsame und gemächliche Typen, die gern futtern, viel schlafen und durch mangelnde Bewegung auch »gewichtig« sind und bei denen nur der Stuhlgang in Gang kommt, wenn sie Milch oder Sahne erhalten; diese Typen werden mit **Calcium carbonicum D 12** geheilt. Es reguliert den Stuhlgang und oft noch andere Probleme, über den Kalkhaushalt bleibend und dauerhaft.

Ein anderer Typ ist ebenfalls träge, phlegmatisch, schwerfällig und traurig, dazu noch ängstlich und schreckhaft.
Das Fell: trocken, rauh und brüchig. Man sieht Ekzeme mit einem Sekret, das an Honig erinnert und klebrig ist. Wachstumsstörungen der Krallen, Schrunden und Krustenbildung auf der Haut und stinkenden Schweiß an der Pfotenhaut – es muß aber nicht alles gleichzeitig sichtbar sein.
Hier ist das Mittel der Wahl: **Graphites.**

Katzen, die öfters auf ihr Klo laufen, vergeblich drängen und nach langen Versuchen nur wenig harten Kot absetzen brauchen **Nux vomica**

Dann gibt es Katzen, deren Verstopfung sehr quälend und das

Lösen nur unter großen Anstrengungen möglich ist. Und wenn man nachschaut, dann erscheinen die »Würste« viel zu großkalibrig für so ein kleines Tierchen und, nicht allein das, sie sind auch noch hart und trocken dazu. Das Heilmittel für diesen Zustand lautet **Bryonia**

Die Arzneien erhält der Patient bis die Besserung deutlich sichtbar wird, was bis zu 14 Tagen dauern kann. Ist der Verdauungsvorgang, der bisher gestörte, einreguliert und harmonisiert, braucht der Körper sie nicht mehr. Sollte sich trotzdem mal ein Rückfall einstellen, tut man 1 Gabe täglich für einige Zeit ins Futter.

Anhaltende Verstopfung führt zu Erbrechen, Appetitlosigkeit und Apathie. Wenn die verhärteten Kotmassen durch die Bauchdecken deutlich tastbar sind, müssen warme Einläufe mit physiologischer Kochsalzlösung gemacht werden: 1 Eßlöffel Salz auf 1 Liter warmes Wasser.

Bei einer Darmlähmung ist ein Kotstau durch die Bauchdecken nicht tastbar. Darmbewegungen sind nicht festzustellen. Die Peristaltik ruht wie tot. Hier heißt das Mittel **Opium 30,** eine Gabe oder eine Injektion.

4.2.3 Fremdkörper

Ein Fremdkörper im Darm ist natürlich kein Gegenstand homöopathischer Arzneimittelwahl, sondern ein chirurgisches Problem. Kommt es zum Darmverschluß – besonders bei Jungtieren möglich, die Spielzeug verschlucken – mit **Erbrechen ohne Stuhlgang;** dann sofort zum Tierarzt!

4.2.4 Mastdarmvorfall

Alle Vorfälle, seien sie am Mastdarm oder an der Scheide, bedürfen tierärztlicher Hilfe. Als Nachbehandlung leistet **Arnica D 6** im Wechsel mit **Hypericum D 3,** 4mal täglich, gute Dienste.

4.2.5 Darmparasiten

Bei geringem Befall sind allgemeine Krankheitszeichen oft gar nicht bemerkbar, sonst glanzloses Fell, Durchfall, Verstopfung, Abmagerung, Erbrechen.

Spulwürmer

Spulwürmer sind bei der Jungkatze zu finden, ältere werden immun und mehr für Bandwürmer empfänglich. Die Spulwürmer, 4–6 cm lang, leben im Dünndarm und ihre Larven wandern über Leber und Lunge, wo sie Räuspern und Husten auslösen, wieder in den Darm und vermehren sich. Ein Teil der Larve verkapselt sich im Körper und wird erst wieder aktiv, wenn eine Trächtigkeit im Gange ist – der Grund für den so oft zu beobachtenden Wurmbefall junger Katzen bei gesund erscheinenden Müttern.

Der aufgetriebene Bauch und eine gewisse Blutarmut weisen auf Spulwurmbefall hin, wenn nicht gar Würmer erbrochen werden. Bei starkem Befall magern die Kätzchen ab, sie sind schrecklich nervös, speicheln, haben Durst und häufig Durchfall.

Hakenwürmer

Sie setzen sich im Dünndarm fest, »haken« sich ein in die Darmwand und saugen Blut, wobei dann allmählich die Tiere schwach und blutarm werden. Blut im Stuhl oder blutige Durchfälle können ab und zu beobachtet werden. Selten:

Bandwürmer

Sie sind auf dem Kot oder in den Haaren der Aftergegend erkennbar an den platten, nudelförmig aussehenden reifen Bandwurmgliedern, die zunächst beweglich sind und danach eintrocknen, wie kleine Reiskörner.
Abmagerung trotz guten Appetits und öfterer Durchfall, sowie Rutschen auf dem Hinterteil und Belekken des Afters weisen auf den Befall mit diesen Parasiten hin. Die Übertragung erfolgt durch den Zwischenwirt Floh, der, zerbissen abgeschluckt, für die Ansteckung sorgt.
Aber auch durch Mäuse und Ratten kann die Katze sich mit Bandwürmern infizieren.

Kokzidiose

Diagnose durch mikroskopische Stuhluntersuchung. Durchfall mit Blut gemischt.

Zur Bekämpfung des Wurmbefalls gibt es verschiedene Möglichkeiten:

1. Man gibt ein beim Tierarzt erhältliches Wurmmittel, diese Mittel sind heutzutage alle mild und zuverlässig und wirken bei Bandwurmbefall auch auf den problematischen Echinococcus.
   Danach eine einzige Gabe **Calcium carbonicum 200** zur Sanierung des Darmes, damit ein Neubefall verhindert wird.
2. Hat man etwas gegen die Chemie oder meint, das Kätzchen wäre zu schwach für eine solche Kur, dann wende man die homöopathischen (sekundär wirkenden) Mittel an, um den gleichen Effekt zu erreichen. Die Würmer werden hierbei nicht abgetötet – Homöopathie ist immer mitsinnig mit dem Leben, tötet nie – sondern das Darmmilieu das »Terrain« wird so gekräftigt, daß sich die Würmer »verziehen«, was natürlich einige Zeit dauert, weswegen wir als Kur empfehlen:

Spulwürmer:	**Abrotanum D 3,** sieben Tage lang
Bandwürmer:	**Cina D 4,** sieben Tage lang
Hakenwürmer:	**Carduus marianus D 4,** zehn Tage lang
Kokzidiose:	**Acidum phosphoricum D 6,** 7 Tage lang

Also: 3mal täglich eine Gabe und danach **Calcium carbonicum 200,** einmalig als Abschluß.
Man kann dabei versuchen, den angegriffenen Darm durch eine Diät zu entlasten, nämlich durch leichte Kost und wenig Fleisch.

4.3 Leber

Als eine chemische Fabrik wird die Leber bezeichnet, weil ihre Aufgaben sehr umfangreich sind und eine Schädigung sich tiefgreifend auswirkt.
Mit den Nieren zusammen rechnen wir sie zu den wichtigsten Entgiftungsorganen. Sie ist regenerationstüchtig und arbeitet noch ausreichend bis ein großer Teil des Gewebes krank oder zerstört ist. So kann deshalb die völlige Wiederherstellung, je nach Schwere, eine Weile dauern.
Kommt eine Katze mit giftigen Stoffen in Berührung wie Autoöl oder Pflanzenschutzmitteln, die vom Fell abgeleckt werden, indem sie sich putzt, folgt mit hoher Wahrscheinlichkeit eine akute Magen- und Leberstörung, die Folgen haben kann.
Aber auch tierische Stoffwechselgifte – durch Überernährung entstanden, wie auch Viren und Bakterien, Wurmbefall und Herz- und Nierenkrankheiten können Schuld tragen an den nicht besonders ins Auge fallenden Krankheitszeichen einer Leberstörung.

4.3.1 Leberkrankheiten

Die Diagnose »Leberschaden« ist nicht einfach zu stellen und nur dem Tierarzt möglich. Seine unspezifischen Zeichen sind unklare Verdauungsstörung mit Erbrechen, wechselndem Appetit, schmierigem Stuhl, oft lehmfarben und dunkelgelbem Harn sowie eine deutliche Traurigkeit und Apathie.
Als ein vorzügliches Lebermittel hat sich die südamerikanische Steinblüte, das **Flor de Piedra D 4** bewährt, sofern man es einige Zeit regelmäßig anwendet.

In der ersten Woche 3mal täglich 1 Tablette
In der zweiten Woche 2mal täglich 1 Tablette
und danach täglich eine Gabe.

Diese Arznei wirkt organspezifisch. Eine scheinbare Verschlechterung am 3. oder 4. Tage ist möglich und als Heilreaktion anzusehen, aber nicht immer zu bemerken.
Dem kranken Kätzchen während dieser Behandlungszeit etwas Traubenzucker ins Trinkwasser beizufügen (1 Eßlöffel auf ¼ l Wasser) ist sicher von Nutzen. Macht diese Zugabe Durchfall, muß sie reduziert oder weggelassen werden. Diese Kur ist wertvoll bei akuten wie auch bei schon länger bestehenden Leberfehlfunktionen.

Der chronische Leberschaden ist ein Kapitel für sich. Er ist oft hoffnungslos wegen der fortschreitenden Leberverhärtung und der danach folgenden Bauchwassersucht (Ascites).

Wer einen Versuch wagen will, der gebe
am 1. Tage 1 Gabe **Nux vomica 30,**
am 2. Tage 1 Gabe **Phosphorus 30,**
am 3. Tage 1 Gabe **Lycopodium 30**
und so fort bis – möglicherweise – die Besserung, d. h. immer zunächst das Allgemeinbefinden, deutlich zutage tritt und beim probeweisen Weglassen der Arzneien auch anhält.

Bei der Form der Leberzirrhose, die mit enormer Lebervergrößerung einhergeht, wenden wir
Carduus marianus 30 an, 3mal täglich 1 Gabe und haben dabei in 2 Fällen (in den letzten 30 Jahren) Gutes gesehen, wenn natürlich von einer Wiederherstellung sicher nicht die Rede sein kann.

4.3.2 Gelbsucht

Ab und zu ist sie bei der Katze zu beobachten, leicht erkennbar durch die Verfärbung aller Schleimhäute; am Auge, in der Mundhöhle, am After und der Scheide sowie an den Hautstellen, die nicht intensiv behaart sind.

Es gibt verschiedene Ursachen und ohne auf sie gesondert einzugehen, haben sie alle ein gestörtes Allgemeinbefinden zur Folge, großen Durst, mangelnden Appetit, öfteres Erbrechen und eine belegte Zunge.
Ein solchermaßen erkranktes Kätzchen braucht alle 2 Stunden 1 Gabe **Natrium sulfuricum**, mit Besserung 4mal täglich. Die Besserung setzt dann relativ rasch ein. Zusätzlich erhält sie **Chelidonium D 30,** 1mal täglich.

4.4 Abmagerung und Übergewicht

Die Abmagerung der Katze in ihren besten Jahren kann manche Ursache haben. Deswegen muß der Tierarzt durch eingehende Untersuchung den Grund hierfür klären. Und das ist oft leichter gesagt als getan.
Ist überhaupt nichts feststellbar, dann sollte **Condurango D 3,** 3mal täglich 3–5 Tropfen für zwei Wochen probiert werden.

Was das Gewicht anbelangt, so darf ein gesunder Kater zwischen 3 und 5 kg wiegen, die gesunde Katze sollte nicht mehr als 2,5 bis 4 kg auf die Waage bringen. Gewiß gibt es Ausnahmen bei großen Tieren, aber es gilt als sicher, daß übergewichtige Katzen eine kürzere Lebensspanne haben und öfter krank werden.
Wenn das Gewicht reduziert werden soll, tut man gut daran, der Katze ab und zu etwas vollkommen Neues anzubieten, was sie noch nicht kennt. Sie hat ohnehin ihre Appetitslaunen und wird nicht dran gehen (vorausgesetzt man bietet ihr nichts anderes an) und auf diese Art wird einmal eine Mahlzeit ausgelassen – und das bedeutet noch lange nicht Kranksein, hilft im Gegenteil abzunehmen und gesund zu bleiben.
Wir hatten einmal einen großen fetten Kater in Behandlung, der keinen Appetit zeigte. Da sonst nichts Krankhaftes festzu-

stellen war, und er sich wohlzufühlen schien, kamen wir mit der Besitzerin überein abzuwarten.
Das Spiel ging über 24 Tage, danach fraß er wieder und lebte noch lange Jahre. Das gibt es. Es sind in der Tat Fälle von Nahrungsverweigerung bis zu sechs Wochen bekannt.

4.5 Fütterung kranker Katzen

Kranken Katzen sollte man zu essen geben, was sie mögen. Lieben sie frische Eier, können einige Tropfen Rotwein darin Wunder wirken und den Appetit kräftig anregen. Man reiche ihnen das gewohnte Futter: rohes Fleisch, Fisch, Fertigfutter oder was sie sonst gewöhnt sind und vertragen können.
Eine kranke Katze, die das Futter verweigert, läßt man für zwei Tage in Ruhe, stellt ihr aber frisches Wasser hin. Ißt sie nicht wieder von allein nach dieser Zeit, muß sie Medizin erhalten. Als erstes bietet sich da das leicht verdauliche Boviserin an, ein Rinderblutserum. In der Apotheke erhältlich, wird es gern angenommen: alle drei Stunden ein Teelöffel, das genügt, weil hochkonzentriert. Ebenso kann man andere flüssige Nahrung mit einer Einmal-Spritze in den Mundwinkel langsam einspritzen, nachdem man die Katze vorher so in eine Decke eingewickelt hat, daß nur der Kopf herausschaut.
Auch mit kleinen Hackfleischkügelchen, in den Mundwinkel geschoben, kann die Katze gefüttert werden. Das wird notwendig, wenn sie z. B. an Katzenseuche leidet, in deren Verlauf schmerzhafte Zungenrandnekrosen auftreten, die die Futteraufnahme unmöglich machen.
Eine gute Idee ist es, den kranken Katzen, sofern sie keinen Durchfall haben, etwas Traubenzucker ins Trinkwasser zu tun, was ebenfalls appetitanregend wirkt: Auf eine Tasse Wasser wird ein Teelöffel davon verrührt.
Milch ist keine geeignete Krankenkost und mit ihr sollte auch in gesunden Tagen sparsam umgegangen werden, weil ein bißchen Zuviel zu Magen-Darm-Störung und Durchfall führt.

5 Bewegungsapparat

5.1 Bänder, Sehnen, Gelenke

5.1.1 Verstauchung (Distorsion)

Ein vorübergehendes Auseinanderweichen der Gelenkflächen, dazu Zerrung der Gelenkbänder oder noch schlimmer, deren teilweise Zerreißung, nennen wir Verstauchung. Sie kommt nach Sprüngen aus großer Höhe vor, wenn auch selten.

Plötzliches Lahmen mit evtl. Schwellung des Gelenks lassen dann eine Distorsion vermuten, wenn die Knochen normale Beschaffenheit zeigen.

Hier bewähren sich **Arnica** (Bluterguß als Traumafolge), sowie **Rhus toxicodendron D 30** (Bänderzerrung) im Wechsel 4mal täglich.

Heilend wirkt auch die Kombination von **Arnica D 3**
Ruta D 3
Hypericum D 3
zu gleichen Teilen 3–4mal täglich.

5.1.2. Verrenkung (Luxation)

Glücklicherweise kommt eine Unterkiefer-, Ellenbogen- oder Hüftgelenksluxation selten vor, d. h. ein dauerndes – nicht wie bei der Verstauchung nur ein augenblickliches – Auseinanderweichen der Gelenkflächen mit Zerreißen von Muskeln, Sehnen, Gefäßen oder Absprengung von Knochensplittern.

Bei der unvollständigen Verschiebung der Gelenkflächen (Subluxation) wird nicht die gesamte Gelenkfläche betroffen.

Aber für die Katze ist es schon schlimm genug:
Form- und Lageveränderung des Gelenks, hochgradige Lahmheit, Abstehen der Extremitäten und heftige Schmerzen sollten den Katzenhalter veranlassen, sofort den Tierarzt aufzusuchen, um die Einrenkung in Narkose vornehmen zu lassen, denn sie gelingt nur in frischen Fällen ohne Komplikationen. Danach ist natürlich Ruhe das erste Gebot.
Arzneilich wirkt **Arnica 30** alle 4 Stunden am besten, weil es die Schmerzen nimmt und rasche Wiederherstellung einleitet.
Man gibt es mindestens 3 Tage lang.

5.1.3 Gelenkentzündung (Arthritis)

Äußere Gewalt ist meistens der Anlaß für eine akute Gelenkentzündung, die sich aber auch nach einer Verstauchung oder Verrenkung entwickeln kann. Oft aber ist die Ursache unklar. Je nachdem, welches Gelenk sie befallen hat, lahmt unsere Katze in der Hüfte (Coxitis), im Knie (Gonitis) oder in der Schulter (Omarthritis). Bemerkenswert ist die Tatsache, daß die Katze auch Schmerz äußert bei passiver Bewegung, d. h. wenn der Mensch das Gelenk bewegt, das sich überdies entweder geschwollen oder vermehrt warm anfühlt, oder auch beides. Der Röntgenbefund sagt nicht viel aus.
Bei der chronischen Gelenkentzündung, die nicht mehr schmerzt, fühlt man oft das Knirschen bei passiver Bewegung.
Auch hier als Therapie: Ruhigstellung, Einsperren in einen Transportkäfig, wenn sie zuviel umher läuft.

Bei akuter Arthritis:

Bryonia D 6 und **Rhus toxicodendron D 12**
2 stündlich im Wechsel bringt rasch erst Erleichterung und dann Heilung.

Bei chronischer Arthritis:

Bryonia 30 – morgens

Rhus toxicodendron 30 – abends

jeweils eine Gabe über längere Zeit.

5.2 Knochen

5.2.1 Knochenbruch (Fraktur)

Knochenbrüche haben bei der Katze gute Heilaussichten. Man muß sie aber zur Feststellung wie auch zur Reposition und Behandlung in Narkose legen, deshalb immer den Tierarzt aufsuchen!

Bei Oberschenkelbrüchen ist eine operative Methode möglicherweise angezeigt, bei allen anderen Extremitätenknochen aber kann mit Verbänden, die mit Gips, Schienen oder Zinkleim verstärkt werden, eine befriedigende Frakturheilung erreicht werden. Und ist beim Oberschenkelbruch eine Marknagelung nicht erwünscht oder nicht möglich, dann wartet man ab und läßt die Natur allein diesen Bruch heilen.

Wichtig ist, die Katze in einen Transportkorb oder Käfig zu verbringen, wo sie möglichst wenig Bewegung hat. Der Boden muß flach und kaum gepolstert sein. Die Katze legt sich, um Schmerzen zu vermeiden, ohnehin auf die kranke Seite, und so kommt die Bruchstelle gerade auf den Boden zu liegen, was eine Heilung bewirkt, die im allgemeinen 2 bis 3 Wochen dauert. Selbst wenn sie in der ersten Zeit danach noch ein wenig lahmen sollte, so reguliert sich meistens alles im Laufe der Zeit wieder befriedigend ein.

Zur Abkürzung des Heilprozesses kann die Homöopathie zur kräftigen Kallusbildung (zur »Verschweißung« beider Knochenenden) Großartiges leisten mit:

Calcium phosphoricum D 4	4mal täglich
Symphytum D 2	im Wechsel.

Diese Mittel helfen auch dort, wo aus ungeklärten Gründen die Kallusbildung überhaupt nicht einsetzt wie bei den Spontanfrakturen oder einer sogenannten Pseudarthrose.

Meistens führen Verkehrsunfälle zu Knochenbrüchen, selten die Stürze aus der Höhe; hierbei kommt es fast nur zu Verstauchungen und Blutergüssen.
Selbst bei einem Sturz aus dem 5. Stock brauchten wir nur Verstauchungen und eine leichte Gehirnerschütterung zu behandeln, aber keinen Bruch! Der Grund: die Katze besitzt die Fähigkeit, die Körperhaltung während des Falles so einzuregulieren, daß die Wucht des Aufpralles auf alle vier Extremitäten gleichmäßig verteilt wird – sie fällt sprichwörtlich auf ihre Pfoten.
Mit **Arnica D 6** wird der Unfallschock beseitigt und der Bluterguß an der Bruchstelle oder anderswo zur Resorption gebracht. Diese Schwellung bei einem frischen Bruch erlaubt nur einen provisorischen Verband mit Watte und Binde. Der bleibende Verband wird später angelegt, evtl. mit einer Metallschiene, wenn sich die Schwellungen zurückgebildet haben. Dann wird das Arnica weggelassen, das am Unfalltage 1stdl. und an den folgenden Tagen 4mal täglich gegeben wurde und unter dem bleibenden Verband setzt das »Zusammen-schweißen« der Knochen ein unter **Calcium phosphoricum D 4** und **Symphytum D 2** – 4mal im Wechsel.

Beckenbruch

Der Beckenbruch gehört zu den Unfall-Folgen.
Die Katze kann sich dabei nicht auf der Hinterhand erheben und scheint gelähmt zu sein, Klarheit bringt das Röntgenbild, wenn nicht sogenannte Krepitationen mit der Hand gefühlt und auch gehört werden können, Reibegeräusche der Knochenenden, die den Bruch des Beckens anzeigen, der einfach oder auch mehrfach sein kann.
Komplikationen sind möglich durch Blutergüsse, die Zeit zur Resorption brauchen, während größere Gefäßrisse sogleich den Tod herbeiführen.
Die Katze braucht Ruhe, ausgewogene Diät und gezielte Arzneien. Diät, weil der Beckenring durch Bruch und Heilung

verengt werden kann und eine mögliche Verstopfung unbedingt vermieden werden muß. Also leichte Kost und während der Krankheitsdauer 1–2 tägig einen Kaffelöffel **Paraffin** ins Futter.
Arzneilich ist sie gut versorgt mit 3 Gaben **Calcium phosphoricum D 4** und 2 Gaben **Symphytum D 2** täglich, was gewiß eine Aufgabe für den Betreuer sein kann. Die Eingabe würde sich erübrigen, wenn der Tierarzt 2mal wöchentlich diese Arzneien in der **C 30** Potenz unter die Haut spritzen würde. So groß ist aber das Problem der Arznei-Eingabe nun wiederum auch nicht: denn 2mal kann sie zerpulvert übers Futter gestreut werden und 3mal stäubt man ihr damit die Vorderpfoten ein, die sie beim Putzen ableckt.
Schließlich passiert es nicht oft, daß eine Katze so intensiv versorgt werden muß, aber Knochenbrüche sind doch gravierende Ereignisse in ihrem Leben, das erwiesenermaßen oft nicht ganz einfach ist.

Ein Knochenriß, eine Fissur des Knochens, nur im Röntgenbild erkennbar, wird ebenfalls mit **Calcium phosphoricum D 4** und **Symphytum D 2** behandelt, 4mal täglich im Wechsel für einige Tage.

5.2.2 Störungen im Knochenaufbau (Knochenweiche)

Eine üble Krankheit, die unter den verschiedenen fachlichen Bezeichnungen läuft, gefährdet Jungkatzen im Alter von 3 bis 6 Monaten, und die Siamesen scheinen besonders empfindlich dafür zu sein: die Katze scheut die Bewegung, hat Schwierigkeiten beim Laufen, sie lahmt, und im schlimmsten Fall verkrüppeln ihre Beine.

Die Ursache kann einmal in der unausgewogenen Fütterung liegen, nämlich dann, wenn die Jungkatze nur mit Fleisch großgezogen wird und die Kohlehydrate, die Flocken, das Trockenfutter fehlen. Die Futterumstellung ist dringend notwendig: wenig Fleisch, dafür Quark, Fische, Trockenfutter. Der zweite Grund liegt tiefer, und zwar in der Schwäche des Kalk- und Knorpelhaushaltes, Trotz genügenden Kalkangebotes im Futter ist der Organismus nicht fähig, ihn dort anzulagern, wo er gebraucht wird, nämlich in den Knochen. Hier können wir mit dem homöopathisch aufgeschlossenen **Calcium** diese Ursache erfolgreich beseitigen und die Heilung einleiten.

Wir geben am ersten Tag **Calcium carbonicum D 6,** 3mal täglich,
am zweiten Tag **Calcium phosphoricum D 6,** 3mal täglich und so fort.
Einmal in der Woche eine Dosis **Silicea 200,** bis die Katze sich in nichts von ihren Altersgenossen an Frische, Lebhaftigkeit und geraden Knochen unterscheidet.
Weil manche Forscher behaupten, daß diese Störung im Knochenhaushalt erblich sei, und diese Aussage viel für sich hat, sollte man diese Katzen von der Zucht ausschließen.

5.2.3 Lähmungen (Paresen)

Lähmungen nach einem Unfall: Wer springt da nicht gleich nach **Arnica D 6?**

Wir geben es als »**Stoßtherapie**«: 1stündlich am ersten Tage,
2stündlich am zweiten Tage und
3mal täglich ab 3. Tag, sofern noch nötig.

Eine zeitweilige »Lähmung« der Hinterhand bemerken wir auch bei hochgradigen Verstopfungen, wobei natürlich die Verstopfung als Ursache beseitigt werden muß.
Nicht gerade häufig ist die **Radialislähmung.** Eine solche Lähmung ist ein »Betriebsunfall«, die Vorderpfote irgendwo hängen geblieben und der Nerv gequetscht worden. Sie tut sich schwer mit ihrer Vorderpfote und schleppt sie schlaff nach.
Die Behandlung der Radialislähmung erfolgt am 1. Tag mit 5 Gaben ab 2. Tag mit 3mal täglich **Hypericum D 3** bis zur Heilung.

Schon in frühester Jugend kann eine falsch ernährte Katze von einer Lähmung bedroht sein, nämlich dann, wenn das Futter nur aus Fleisch besteht und das Beifutter vollkommen fehlt. Das führt zu Schädigung des wachsenden Knochensystems und sogar zu Knochenbrüchen, meistens zur Zeit des Zahnens zwischen dem 4. und 6. Monat (siehe 5.2.2).

6 Geschlechtsorgane

6.1 Kastrieren des Katers Sterilisieren der Kätzin

Denkbar ist die Haltung von Katern in der Großstadt nur, wenn sie kastriert werden, denn der nicht gerade angenehme Geruch durchdringt nach der Geschlechtsreife mit etwa 7 Monaten Haus und Wohnung – wenn es auch Ausnahmen gibt.
Indem so die Fruchtbarkeit gedrosselt wird, spart man der Katzenwelt manchen Kummer:

den unkontrollierten Nachwuchs,
die Kämpfe der Kater untereinander und
das Umherstreunen herrenloser Katzen.

Die Tiere werden haustreuer und behalten ihr Temperament und ihre Figur, wenn der Eingriff nach der Geschlechtsreife erfolgt und die Keimdrüsen voll entwickelt sind.
Die Kätzin zeichnet sich dann durch besondere Anhänglichkeit und Harmonie ihres Charakters aus.
Bei zu früher Operation ist ein späterer Fettansatz gewiß, es bildet sich eine sogenannte Fettwamme in der Eutergegend.
Die Operation muß von einem Tierarzt in voller Narkose vorgenommen werden. Schließlich passiert dies nur einmal im Leben und muß, auch beim Kater, unter Schmerzausschaltung vor sich gehen.
Eine Nachbehandlung erübrigt sich, denn eine rasche komplikationslose Heilung bringt **Arnica 30**, 3mal täglich eine Tablette für drei Tage.
Die Entfernung der Keimdrüsen macht das Tier nicht vollkommen zum Neutrum. Bei starken Vertretern ihres Geschlechts wird der Sexualtrieb nur gebremst. Kätzinnen können sich rollig gebärden und auch von Katern sind ab und zu nachts klagende Laute zu vernehmen – aber natürlich viel diskreter, viel gedämpfter . . .

Homöopathisch gesehen gibt es keine Möglichkeit, diesen Naturtrieb dauerhaft zu unterdrücken. Homöopathie ist immer »mitsinnig«, nie dem Leben entgegengesetzt, und so gibt es keine homöopathischen Mittel, die dem Leben schaden oder mit deren Hilfe man ein Lebewesen umbringen könnte.

6.2 Geburtshilfe

Glücklicherweise wissen die Katzen, wie sie »jungen« sollen und haben nur selten Hilfe nötig.
Von der Pubertät an »schreien« die Katzen nach Schwangerschaft und sind danach aber auch vorbildliche Mütter.
Der Eisprung folgt 40 bis 60 Stunden nach dem Deckakt, und der auf diese Art angestoßene Hormonhaushalt ruft wiederum ein gewisses Verhaltensmuster hervor: die Katze wird wachsamer, nimmt mehr Futter als sonst zu sich, sucht sich die ihr schmeckenden Nahrungsmittel bedächtig aus, auch bestimmte Gräser – sie pflegt sich und bereitet sich vor zur Geburt, die nach einer Tragzeit von 60, 61 Tagen (je nach Rasse 56 bis 65 Tage) auf sie zukommt.
Die Frage: ist sie tragend, ist sie es nicht, läßt sich erst nach 4 Wochen beurteilen, indem der Bauch dicker wird und die Zitzen sich vergrößern.
Zusätzliche Vitaminpräparate oder ähnliche Aufbaumittel erübrigen sich gänzlich bei richtiger Fütterung. Eine vorbeugende Wurmkur im ersten Drittel der Schwangerschaft ist ratsam.
Zu der Geburt sollte sie eine Zeit vorher ihre Wurfkiste aufgestellt bekommen haben, nicht zu groß, weil sich Katzen gern während des Geburtsaktes mit dem Hinterlauf abstemmen, und an einen ruhigen, geschützten, nicht zu hellen Ort. Sie schätzen für diesen Zweck das Halbdunkel sehr. Im überdachten Wochenbett evtl. mit Tuch überspannt fühlt sich die Kätzin besonders wohl. Als Unterlage eignet sich Zeitungspapier, das

die Katze zerreißen kann, um ein ideales Nest für den Wurf bereitzustellen. Es ist reizvoll und für Kinder von erzieherischem Wert, den Geburtsvorgang einer Katze zu beobachten.
Kurz vor dem Ereignis wird die Katze nämlich ruhelos, sie fühlt, daß da etwas Neues im Kommen ist, was sie nicht kennt und was sich zunächst als Druck auf die Blase äußert.
Denn was tut sie? Sie läuft einmal, zweimal auf ihr Katzenklo, ohne Erfolg, und manche werdende Katzenmutter schaut ganz erstaunt ins Streu und wundert sich.
Aber schießlich wendet sie sich doch der Wurfkiste zu, und nun beginnt die Eröffnungsphase: Das Fruchtwasser macht die Geburtswege gleitend, es wird aufgeleckt, und danach setzen bald die Austreibungswehen ein, fertige Embryos nunmehr Kätzchen, kommen zur Welt in welcher Lage auch immer, ob mit Kopf oder Schwanz voran, ist einerlei. Der Katzenmutter bereiten sie keine Schwierigkeiten. Die Fruchthülle wird mit dem Fruchtwasser abgeleckt und das erste Kätzchen kräftig mit der Zunge zum Leben erweckt. Danach folgt die Nachgeburt (Placenta), die zusammen mit der Nabelschnur von der Katze aufgefressen wird. Das gibt den nötigen Schwung für das Einschießen der Milch in die Zitzen. Die übrigen Kätzchen folgen nach und nach, ¼ bis ½ stündlich, aber auch Pausen von 2 Stunden zwischen den einzelnen Neugeborenen sind nicht selten, und sie werden ebenso behandelt. Ist die ganze Schar, meistens 4–6 auf der Welt, putzt sie sich eingehend und läßt die Jungen trinken.

Wenn aber 4 Stunden nach Abgang des Fruchtwassers noch kein Junges zur Welt gekommen ist, dann braucht sie Hilfe, was aber zu den größten Seltenheiten gehört.
Bei sichtbaren Wehen muß man danach trachten, die Geburtswege schlüpfrig zu halten, aber meistens ist es eine zu große Frucht, die die Geburtswege nicht passieren kann, und so wird der Kaiserschnitt notwendig.

Liegt eine Wehenschwäche vor, so kann man diese homöopathisch angehen mit **Secale cornutum D 6** und **Caulophyllum D 6,** einige Gaben, ¼stündlich im Wechsel.
Interessant für den Beobachter ist, daß die Mutterkatze zur Zeit der Geburt nicht die geringste Neigung zum Beutemachen, also zum Töten, hat. So ist es erklärlich, daß andere Tiere, die sie sonst sofort erledigen würde, wie Mäuse oder Eichhörnchen in dieser Zeit sogar saugen dürfen, – ein beliebtes Motiv für illustrierte Zeitungen.
In der ersten Zeit werden die Exkremente der Jungen durch Massage des Afters entleert und aufgenommen, so daß nirgends in der Wurfkiste Kot zu sehen ist. Das ändert sich erst später, so in der 3. Woche, wo die Mütter dann ihre Jungen anhalten, das Katzenklo zu benutzen. Eine Woche später, in der 4. Woche, läßt das bisher ungeteilte Interesse an den Sprößlingen nach, die inzwischen ja schon beigefüttert werden mit Babynahrung, Milch und Haferflocken.
Interessant auch, wie Katzen ihre Jungen transportieren. Während der Säugezeit kommt sie oft auf die Idee, ein neues Nest für ihre Brut zu suchen, und sie packt jedes Kätzchen mit den Kiefern am Nacken und trägt es so fort. Es wird auf der Stelle schlaff und ruhig, bis es wieder abgesetzt wird. Diesen Griff macht sich der Mensch zunutze, wenn er erwachsene Katzen aufnehmen soll oder auch aus dem Käfig holt: Immer mit einer Hand an den Nacken fassen – das hilft und erinnert an die Mutter!
Sie beginnt danach bald mit der Erziehung und Entwöhnung, denn der Hormonspiegel steigt an, sie bereitet sich auf eine neue Ranzzeit vor und auf eine neue Familie und kann sie nicht mehr gebrauchen. Im Alter von 8 bis 10 Wochen sollten die Jungen in ihr neues Heim kommen.

Verliert eine Katzenmutter den Wurf aus irgendwelchen Gründen, dann gibt man ihr etwas zu bemuttern, eine Puppe oder ein Spielzeug. Bald setzt aber spontan erneut Rolligkeit ein, so daß sie sich wieder paaren kann.

Aber wenn es jede so machen wollte – wo kämen wir da hin? Man hat aufschlußreiche Rechnungen angestellt: Angenommen ein Katzenpaar bekommt im Jahr zweimal Nachwuchs und nur jeweils 2,8 Kätzchen überleben pro Wurf, dann ergibt das nach 10 Jahren über 80 Millionen Kätzchen – was leicht nachzurechnen ist.
Und das ist auch der Grund dafür, daß die Sterilisation der Katze spätestens nach dem ersten Wurf so propagiert wird, wenn nicht früher, und das mit Recht.

Die Geschlechtsbestimmung bei den eben geworfenen Kätzchen ist nicht so einfach wie beim Hund, aber auch nicht so schwierig, wie oft angenommen wird. Am besten richtet man sich nach den beiden Öffnungen, nämlich dem After und der Harnröhre. Beim weiblichen Tier liegen sie dicht beieinander, beim männlichen dagegen nicht so sehr. Vergleicht man zwei verschiedene Typen, so wird dies rasch klar.

Hat die Mutter nicht genügend Milch, trotz guten Futterzustandes wird ihr **Urtica urens D 30** verabreicht.
Es gibt aber auch in Zoogeschäften spezielle Zubereitungen von Milchersatz, auf die man zurückgreifen kann, die aber beim völligen Versiegen der Muttermilch 5 bis 6mal gegeben werden müssen.
Die Katzenmutter wird natürlich während der Säugeperiode gut verpflegt: rohes Hackfleisch mit Ei, ein Vitaminpräparat, aber nicht zu reichlich, und natürlich Trockenfutter sollte nicht fehlen.
Milchersatz, im Handel erhältlich, wird man notgedrungen beschaffen müssen, wenn, aus welchen Gründen auch immer, die Mutter fehlt. Diese Zubereitungen, nach Vorschrift aufgelöst, werden alle 3 Stunden der kleinen Katze mit einer Einmal-

spritze (5ml) oder einer Pipette eingegeben, aber so, daß sie einspeicheln und schlucken kann, also tropfenweise! Eine Mahlzeit = 1 Teelöffel = 5ml aus der Spritze. Aber das ist für den Betreuer eine harte Aufgabe!
Vielleicht kann der Tierarzt eine Amme vermitteln; es kann auch eine Hündin sein, zu deren Wurf man die Katze legt, wenn sie gerade mal »Gassi« ist. Dort hat sie Nestwärme und Nahrung, besser als bei jeder noch so sorgfältig durchgeführten Aufzucht.

6.3 Scheidenentzündung (Vaginitis)

Durch starkes Belecken der Scheide bei Blasenentzündungen oder nach einer Schwangerschaft entzündet sich die Scheide, deren Ausfluß dann blutig-wäßrig oder eitrig sein kann. Auch Jungtiere vor der ersten Hitze leiden manchmal darunter und bemühen sich ständig, die Scheide zu reiben, um die Entzündung zu beruhigen.
Im akuten Zustand hilft **Cantharis D 6**, im chronischen **Hydrastis D 6** und **Kalium bichromium D 6** im Wechsel.

6.4 Gebärmutterentzündung (Metritis)

Diese Art der Entzündung entsteht meistens durch das Unvermögen, die Nachgeburt abzustoßen. Sie zersetzt sich und hat einen stinkenden, eitrigen Ausfluß zu Folge, mit hartem Puls, Fieber und verwaschenen Lidbindehäuten. Dieser lebensbedrohende Zustand erfordert tierärztliches Tun, das meistens in Antibiotika-Gaben besteht, weil wegen der Jungen die Besserung sehr rasch einsetzen muß. Der homöopathisch behandelnde Arzt wird je nach Lage mit einer Zusammenstellung von **Lachesis, Pyrogenium** und **Echinacea** den gleichen Effekt erzielen.
Eine chronische Gebärmutterentzündung verläuft nicht so dramatisch. Auffällig der schlechte Allgemeinzustand, der kapriziöse Appetit, die Abmagerung und der oft unterbrochene Ausfluß von Blut und Eiter.

Hier hat sich diese Zusammenstellung bewährt:

> **Sepia D 6, Helonias D 6, Hydrastis D 6,** zu gleichen Teilen als Pulver, 3mal täglich bis zur Heilung (ca. 7–14 Tage), siehe 6.5.

6.5 Gebärmuttervereiterung (Pyometra)

Sie ist charakterisiert durch eine Eiterstauung in der Gebärmutter, wobei diese sich langsam vergrößert.
Durst und Mattigkeit nehmen in gleichem Maße zu.
Eine baldige Operation mit Entfernung der kranken Gebärmutter und der Eierstöcke ist hier notwendig. Sollte dies nicht möglich oder nicht erwünscht sein, dann bieten sich an homöopathischen Chancen diese an:

> Wenn der Ausfluß fehlt, bleibt der septische Eiter oder die Wasseransammlung im Körper und führt zu einer deutlichen Umfangsvermehrung des Bauches. Dann versuche man die arzneiliche Öffnung des Gebärmuttermundes mit **Pulsatilla D 4,** 1stündlich eine Gabe, von morgens bis abends. Läuft nicht innerhalb von 48 Stunden ein reichliches Brünnlein, dann **muß** operiert werden.
>
> Tritt aber der Ausfluß zutage, so verlangt ein grünlichgelber Ausfluß weiterhin **Pulsatilla D 4,** 3mal täglich.
>
> Ein bräunlicher Ausfluß benötigt **Sepia,** und begleitet Fieber diese Krankheit, füge man zu jeder Gabe einige Tropfen **Lachesis D 12** hinzu.

Die Arzneimittelzusammenstellung französischer Autoren bewährte sich auch hier, wie bei der chronischen Gebärmutterentzündung: **Sepia D 6**
Helonias D 6
Hydrastis D 6
zu gleichen Teilen, was die Apotheke in Pulverform liefern kann.
Diese gewählte Arznei wird 3mal täglich so lange verabreicht, bis der Ausfluß blutig wird, was als Zeichen der Schleimhauterneuerung gilt. Dann noch einige Tage 2mal täglich und eine Zeitlang 1mal täglich bis alles wieder in bester Ordnung, d. h.

der Ausfluß ganz versiegt, die Katze geheilt und die Gesundheit wieder hergestellt ist.

6.6 Entzündung des Gesäuges (Mastitis)

Wenn die Katzenmutter auf irgend eine Art ihre säugenden Jungen verliert, staut sich die Milch im Gesäuge. Das kann zu einer Entzündung der Milchdrüse führen. Auch eine Infektion von außen ruft so etwas hervor, wie etwa kleine Bißwunden der saugenden Jungen.
Wir finden alle Zeichen der Entzündung wie Rötung, Schwellung, Schmerz, Hitze und Unruhe. Zuweilen kommt es zur Abszeßbildung und Entleerung blutigen Eiters. Natürlich ist der Allgemeinzustand nicht erfreulich durch das Fieber, die Appetitlosigkeit und die Unlust.

Die Entzündung des Gesäuges läßt sich anfangs mit einigen Gaben **Belladonna D 4,** 1–2stündlich, auffangen.
Wenn aber das Gewebe wäßrig-verquollen ausschaut, rötlich, sehr empfindlich und durch Wärme alles verschlechtert wird, geben wir **Apis D 3** ein. Danach erhält die Patientin noch **Lachesis D 12,** 2–3stündlich, bis die Besserung in den Normalzustand übergeht.
Einzelne Zitzen können sich auch einmal außerhalb der Säugezeit entzünden, dann werden sie in gleicher Weise versorgt.

6.7 Geschwülste (Tumoren)

Geschwülste im Gesäuge kommen leider auch bei Katzen vor, besonders in höherem Alter. Sie können harmlos oder bösartig sein.
Die gutartigen wachsen langsam und sind deutlich abgegrenzt gegenüber ihrer Umgebung. Sie entstehen nach einer Rollig-

keit oder Geburt und sind im Beginn der Entwicklung gut in den Griff zu bekommen mit
Phytolacca D 6, 3 Gaben täglich für längere Zeit.
Conium D 12 wird hinzugefügt, wenn nach ca. 8 Tagen ein Schrumpfen noch nicht deutlich wird.
Anders die bösartigen. Sie wuchern schnell und ungehemmt und sind über den Blut- und Lymphstrom auch für entfernte Organe gefährlich. Nach operativer Entfernung sind sie schnell wieder da. Wenn die histologische Untersuchung des Gewebes ein Karzinom ergibt, versucht man, der Neuentwicklung Einhalt zu gebieten mit **Conium D 6** und **Calcium fluoratum D 12.** Diese Verreibung in Pulverform stellt der Apotheker her und der Patient wird mit jedem Futter versorgt, 1 Messerspitze 2mal täglich mindestens für längere Zeit.
Bei Abmagerung, verbunden mit nächtlicher Unruhe, wird **Arsenicum album D 6** hinzugefügt, was relatives Wohlbefinden und relative Schmerzfreiheit bringt.

6.8 Unregelmäßige Hitze (Ranz, Rolligkeit)

Die normale Rolligkeit macht sich deutlich bemerkbar durch Unruhe, Wälzen auf dem Boden, durch besondere Anhänglichkeit, gurrendes Miauen, erhobenen Schwanz, und bei Wohnungskatzen ist der Drang ins Freie unverkennbar. Und wie lange? 2, 3 Tage und auch weit darüber.
Unkastrierte Kätzinnen in der Wohnung können auch monatlich rollig werden (die Hauptzeiten sind Frühjahr und Herbst), aber dabei sind dann meistens Zysten an den Eierstöcken die Ursache dafür, daß die Weichen des Hormonhaushaltes falsch gestellt sind. Drei, höchstens vier Mal pro Jahr darf eine gesunde Katze rollig werden, darüber ist vom Übel. Zu oft erfährt es lautstark auch die Nachbarschaft, daß Mieze sich einem Verehrer nicht verweigern würde, wobei es die Siamkatzen sind, die besonders kräftig nach dem Kater rufen.

Nun ist dies für viele Katzenhalter der Anlaß dafür, den Tierarzt aufzusuchen und sie sterilisieren zu lassen. Und das mit gutem Grund, denn solche Katzen sind wegen der allzuhäufigen Rolligkeit (oder Ranz) meist reizbar und launisch. Der beste Operationstermin liegt zwischen 2 Rolligkeiten. Bei Zuchtkatzen wird man anders vorgehen müssen: hier versucht man die Ausheilung mit der täglichen Gabe von **Murex 30** solange bis die Ruhe wieder hergestellt ist (bis zu 10 Tagen). Kehren die Erscheinungen, wenn auch wesentlich gemildert, wieder, wiederholt man die Kur. Wenn nicht zu starke Veränderungen an den Eierstöcken vorhanden sind, reguliert sich die Rolligkeit auf das normale Maß.

7 Harnwege

Der Harnapparat umfaßt die beiden Nieren mit den dazu gehörigen Harnleitern, die Blase und schließlich noch die Harnröhre, die beim weiblichen Tier kurz, beim Kater dagegen lang und eng ist und oft Sorgen bereitet.

7.1 Die Blasenentzündung (Cystitis)

Die Harnblasenentzündung der Katze, durch Erkältung, Durchnässung oder Infektion entstanden, spielt sich so ab, daß ihr Betreuer es unbedingt bemerken muß: alle naslang läuft sie merkwürdig steif aufs Katzenklo und uriniert mit gekrümmtem Rücken. Offensichtlich brennt das, denn sie schaut dabei nach hinten. Und es kommen nur wenige Tropfen, die dazu noch blutig sein können.
Das Allgemeinbefinden leidet nicht so sehr darunter, aber diese Krankheit muß ohne Verzug angegangen werden, weil sie nicht nur gern chronisch werden, sondern auch bis ins Nierenbecken hochklettern kann.
Die Harnbasenentzündung in der ersten Phase wird durch **Belladonna D 4** am ehesten geheilt, auch wenn Blut dem Urin beigemischt ist. Zweistündlich eine Gabe bis zur Besserung, danach 3mal täglich für noch wenige Tage.
Ein anderes Mittel ist **Apis D 3,** ebenfalls zweistündlich, wenn der Urin oft, aber spärlich abgeht und die Katze dabei kaum etwas trinkt. Wärme verschlimmert, Kälte bessert, sie legen sich immer auf kalte Platten. Auch hier kann etwas Blut zu sehen sein. Besteht der Urin aber nur aus Blut, dann ziehen wir energisch die Bremse mit **Cantharis D 4** oder **D 6**, 1–2stündlich. Zur Nachbehandlung, nach abgeklungener Beschwerde, gibt es einige Tage **Berberis D 3** oder **Sulfur D 6**, was den Rest der Entzündung aus dem Körper schafft.

7.2 Harnröhrengrieß (Steinbildung)

Bei kastrierten Katern und bei Perserkatzen wird die Harnröhre mitunter durch feste Bestandteile des Urins, den Harngrieß, verstopft.

Zuerst sind die Katzen ängstlich und unruhig, sie schlagen mit dem Schwanz, miauen viel und legen sich nicht hin. Das Berühren des Bauches schmerzt, die Haltung ist eigentümlich nach oben aufgekrümmt, weil eben die überspannte Blase weh tut. Es spricht für die Elastizität der Blase, daß es kaum jemals zu einer Ruptur kommt. Wenn dieser Zustand längere Zeit andauert, ist Harnvergiftung mit Erbrechen und Untertemperatur die Folge.

Was tun?
Ein beherzter Katzenfreund versucht sofort in der nächsten Apotheke **Sabal serrulatum D 3** zu bekommen und gibt 1 Tablette zerpulvert ins Zahnfleisch oder auf die Zunge, alle Stunde bis der Urin fließt. Wenn **Sabal** hilft – und das hängt von der Größe der Harngrießklumpen ab –, die wir nicht sehen können – ist meist schon nach einer Stunde alles wieder in Ordnung. Das ist eine Möglichkeit, der Harnverhaltung Herr zu werden.
Die zweite besteht darin mit einer einzigen Dosis **Lycopodium 30** und anschließender Gabe von **Berberis D 3** einstündlich denselben Effekt zu erreichen. Diese Wege sind nützlich und erfolgreich, wenn es sich um eine leichte auflösbare Ansammlung von Harnsedimenten handelt. Und das ist in der Regel der Fall.
Ist jedoch der Prozeß schon weiter fortgeschritten, bleibt nur die Behandlung in Narkose durch den Tierarzt, denn die Gefahr nimmt zu, daß durch den Rückstau Urin ins Blut gelangt (Urämie) und die Katze sich ins tödliche Koma hineinquält.

Wiederholte Beschwerden weisen auf eine Anlage für die Steinbildung hin. Man sollte dann mit einer Kur durch **Magnesium carbonicum 30** und **Lycopodium 30** eine Tablette, in täglichem Wechsel, diese Anlage aufzuheben versuchen. Das ist gut möglich und hat schon vielen »Steinbildnern« geholfen. Die Kur dauert vier Wochen und kann später, nach einigen Monaten, noch einmal wiederholt werden.
Anstelle von **Magnesium carbonicum 30** kann man ebenfalls **Magnesium phosphoricum D 12,** 3mal täglich 1 Tablette nehmen.
»Tröpfelt« es, weil die Blase zu überfüllt, zu sehr gedehnt gewesen ist, hilft **Causticum D6,** 3mal täglich 1 Tablette.

7.3 Nierenentzündung (Nephritis)

Die plötzlich auftretende Nierenentzündung wird bei der Katze sehr selten beobachtet und kaum beschrieben. Infolge eines Unfalls kann die Niere so erschüttert werden, daß sie sich entzündet, und das macht sich durch starke Blutausscheidung im Urin bemerkbar.

Die **akute Nierenentzündung** verlangt

Apis D 3 bei Harnverhaltung und
Belladonna D 4 bei blutigem Urin,
wie immer 1–2stündlich, mit Besserung seltener.

Im allgemeinen kommen die chronischen Entzündungen der Nieren über die Blutbahn zustande, durch Bakteriengifte z. B. von Eiterherden an schlechten Zähnen oder von Zahnfleischentzündungen. Sie dringen in die Nieren ein und führen nicht selten zu Nierenschäden, die dann im weiteren Verlauf chronisch werden.

Die verschiedenen Formen sind nicht ohne weiteres zu erkennen und auseinanderzuhalten, aber allen gemeinsam ist

der große Durst und
die vermehrte Ausscheidung von wasserklarem Urin
die Abmagerung, besonders deutlich an Hals und Rücken
der süßliche urämische Geruch aus der Mundhöhle und schließlich auch zeitweiliges Erbrechen.

Daß diese kranken Tiere auch sehr apathisch sind, hängt damit zusammen, daß sie mit dem Urin hochwertiges Eiweiß ausscheiden, das dem Körper verloren geht, die harnpflichtigen Abbauprodukte aber im Organismus verbleiben und ihn belasten und vergiften.

Aus dem homöopathischen Arzneischatz kommen zwei bewährte Mittel in Betracht, die benötigt werden, um diese Entwicklung aufzuhalten.

Es ist **Mercurius solubilis,** 3mal täglich eine Tablette.
Der Urin des Mercur-Patienten ist trüb und schmutzig, eiweißhaltig, stinkend, oft mit Blut vermischt, auch wenns fürs Auge nicht erkennbar ist, er hat Harndrang und Harnzwang, die Nierengegend ist empfindlich und schmerzhaft. Wenn all diese Erscheinungen auch nicht so deutlich zutage treten, ist Mercurius in den meisten Fällen das Mittel der Wahl.

Das zweite große Mittel heißt **Arsenicum album.**
Der Arsen-Patient zeigt schon deutlichere Abmagerung und (rapiden) Kräfteverfall, die Haut ist recht trocken und der aufmerksame Beobachter entdeckt auch kleine Schuppen (große: **Sulfur**) darauf. Er ist irgendwie ängstlich und unruhig, wechselt oft seinen Liegeplatz, er trinkt wenig, aber oft, schätzt ungemein die Wärme. Das Gesicht ist eingefallen, die Nase ist spitz und das Aussehen hohläugig. Zudem riecht der Kot stark nach Aas.

Das dritte Mittel, **Lespedeza sieboldi D 1**, kommt zum Zuge, wenn diese Niereninsuffizienz mit erhöhten Reststickstoff- und Kreatininwerten im Blut einhergeht, was vom Tierarzt festgestellt werden kann. Die Arznei ist der letzte Rettungsanker und hilfreich unter der Voraussetzung, daß noch ein Rest funktionstüchtigen Gewebes vorhanden ist.
Bei Erhöhung des Kreatiningehaltes zeigen sich chronische Magendarmbeschwerden, die trotz Behandlung immer wieder kehren, ferner Durchfall und Erbrechen, Apathie, Abmagerung, aber auch andere unklare Krankheitszustände allgemeiner Art.
Bei Besserung gibt man **Lespedeza D 1**, 3mal täglich 1 Tablette wochenlang weiter.

Am Verhalten der Katze zeigt sich sehr bald, ob diese Entwicklung überhaupt aufzuhalten, ob es »machbar« ist, dieses Wunder, chronisch kranke Nieren zu bessern.

Diätetisch wird die Niere dadurch entlastet, daß man der kranken Katze Eiweiß, sprich Fleisch, reduziert und zwar rigoros auf ein Minimum, ihr nur soviel als Anreiz bewilligt, der nötig ist, um sie zur Aufnahme des anderen Futters zu bewegen als da wären Milchprodukte in jeder Form, wie Milch, Quark, Hüttenkäse, reichlich Fett (Öl) und Kohlehydrate, Traubenzucker und alles andere, was sie mag, aber kein oder sehr wenig Eiweiß enthält!
Um das gefürchtete Austrocknen zu vermeiden, sollte man der kranken Katze, sofern sie nicht von allein reichlich trinkt, ein breiiges, also mit etwas Wasser versetztes Futter vorsetzen. Aber das wird selten notwendig sein.

Die mögliche Besserung ist unschwer am Allgemeinbefinden abzulesen, an der Gewichtszunahme und vor allem daran, daß sie trotz reichlichen Angebots nicht mehr so viel trinkt.
Die Flüssigkeitsmenge muß gemessen werden, also das Ge-

tränk nur aus 1/2 l oder 1 l Glas geben, um einen Überblick über die täglich verbrauchte Menge zu haben und damit die hoffentlich einsetzende Besserung meßbar zu machen.

Ständiges Erbrechen, Durchfall, nach Urin riechender süßlicher Atem und Geschwüre an den Mundschleimhäuten zeichnen den Zustand der Urämie, der total zerstörten Niere an, der mit **Opium 30** zu lindern, aber nicht zu beheben ist.

8 Krankheiten der Haut

8.1 Haarkleid und Haut

Das Fell einer gesunden Katze glänzt in kräftigen Farben. Beim Kämmen und Bürsten geht eine überschaubare Menge von Haaren aus, nicht zu viel, nicht zu wenig. Die Gewebsspannung der Haut ist straff. Eine aufgezogene Hautfalte schnellt elastisch zurück. Die Hautwärme ist beim Streicheln mit der Hand unauffällig, die Berührung der Haut schmerzt nicht und wird gern geduldet. Schön, wenn es immer so wäre, aber auch die Haut ist Krankheiten ausgesetzt.

8.2 Parasiten

(Flöhe, Läuse, Herbstgrasmilben, Zecken)

Nicht selten ist der Befall mit Parasiten: auf Mäusejagd im sommerlichen Gras oder von anderen befallenen Tieren oder von Vögeln fangen Katzen sehr leicht Flöhe. Sie sind 2–3 mm lang, und durch ihre Stiche kommt es zum Juckreiz an den Stellen, die von ihnen bevorzugt werden: nämlich Hals, Rükken, Lenden und die Schwanzpartie. Flöhe können Überträger von Bandwürmern sein, wenn die Katze beim »Flohen« einen mit Bandwürmern infizierten Floh erwischt und abschluckt.

Geschlechtsreife Flöhe vermehren sich auch auf der Katze, indem sie Eier legen, die irgendwann abfallen und sich in dunklen Ritzen und Winkeln zu kleinen Larven entwickeln, die nach 14 Tagen wiederum soweit sind, daß sie Katzen plagen können. Deswegen ist es wichtig, bei der Flohbekämpfung auch diese kleinen Ritzen im Fußboden oder wo immer es auch Ritzen und Winkel gibt, zu desinfizieren oder den Fußboden öfter naß zu wischen und mit Bohnerwachs nicht zu sparen, Teppichböden öfters saugen. Aber am besten sucht man die Flöhe ab, wenn sie nicht zu zahlreich sind. Sie sind leicht zu erkennen an ihren Ausscheidungen, die uns als schwarze Punkte im Fell auffallen und Hinweise auf den Flohbefall geben, auch wenn die in den letzten Jahren immer flinker und kleiner werdenden Flöhe – Generationen lang mit DDT gejagt – im Augenblick der Untersuchung nicht auffindbar sind.

Schweren Flohbefall beseitigt man durch Bäder mit antiparasitären Zusätzen, die in jeder Apotheke zu haben sind.
Man kann auch mit einem Flohpuder die Katze sorgfältig einpudern, sie dann für ¼ Stunde in eine Decke oder in einen Kopfkissenbezug hüllen, so daß nur noch der Kopf herausschaut. Danach bürstet man sie sorgfältig über Zeitungspapier ab, das danach schnell zusammengerollt in den Müll gegeben wird, denn Flöhe sterben nicht sofort ab.

Innerlich ist dem Kätzchen viel geholfen, wenn der Säureschutzmantel der Haut verstärkt und aktiviert wird mit
Sulfur D 30, wöchentlich 1 Tablette für 3 bis 4 Wochen.
Das vertreibt die Flöhe und andere Parasiten, die ja, wie erwähnt, auch die Zwischenwirte für Bandwürmer sein können. Durch diese Behandlung werden zugleich Läuse und Haarlinge, andere lästige aber seltener vorkommende Hautparasiten mit beseitigt.

Zeckenbefall ist nicht selten bei Katzen, die Auslauf in waldigen oder buschigen Gebieten haben. Die geschwollenen Bißstellen entzünden sich und jucken. Denn Zecken bohren sich mit ihrem Rüssel in die Haut, die während des Einbisses von dem Schmarotzer so anästhesiert wird, daß die Katze weder den Einbiß noch das Saugen verspürt. Dem Beobachter macht

sie sich nach dem Sauggeschäft bemerkbar, weil sie prall gefüllt und dadurch sehr auffällig wird.
Zur Entfernung bietet sich eine elegante Methode an: weil die Zecke sich linksherum in die Haut »einschraubt«, nehme man sie mit einer Rechtsdrehung und gleichzeitigem Zug mit der Hand heraus, und es wird nicht der geringste Rest übrig bleiben, auch der Kopf mit seinen Zangen wird vollständig entfernt. Ebensogut kann man die Zecke mit Alkohol, Öl oder Petroleum betupfen und nach einigen Minuten die Entfernung versuchen. Es darf nur nicht der Kopf in der Haut stecken bleiben, was unweigerlich zu Hautentzündungen führt.

Die **kleinen Läuse** werden im Heu oder Stroh, im Gras oder von befallenen Tieren aufgenommen. Von weiß-gräulicher Farbe sehen sie wie Hautschuppen aus. Kopf, Hals, Rücken und Schwanzwurzel sind die bevorzugten Sitze, besonders bei langhaarigen Tieren. Mit enormer Schnelligkeit vermehren sich diese Blutsauger und verursachen Juckreiz, wenn nicht Einhalt geboten wird. Man erkennt diese blau-grauen länglichen Schmarotzer ebenso wie ihre Eier (Nissen), die an den Haaren kleben und knacken, wenn man sie zwischen 2 Daumennägeln zerquetscht.

Herbstgrasmilben, die auf Gräsern und Sträuchern sitzen und herumstreifende Katzen befallen, saugen sich in den Zwischenzehenfalten und an der Schwanzwurzel sowie an weichen Hautstellen fest und rufen dort Entzündungen und kleine Pusteln hervor, die ebenfalls Juckreiz auslösen. Zeit: Juli bis Anfang Oktober.
Die Behandlung: Mit einem käuflichen Ungezieferpuder oder -spray wird außerhalb der Wohnung oder auf dem Balkon die Katze eingestäubt. Danach bürstet man das Kätzchen auf einem mit Zeitungspapier bedeckten Tisch ab und alles, was beim Bürsten herausfällt, wird in das Papier eingerollt und

weggeworfen. Wiederholt wird diese Prozedur 3–4mal im Abstand von 7 Tagen, auch wenn es nicht nötig zu sein scheint. Katzenhalsbänder, gegen Ungeziefer präpariert, sind für Katzen mit Auslauf ein gutes Vorbeugemittel, wenn sie keinen Ausschlag am Hals hervorrufen. Im Hause sollte das Halsband aber abgemacht und in einem Plastikbeutel aufbewahrt werden, denn es wirkt durch Gasbildung, das nicht unbedingt von allen Hausbewohnern mit eingeatmet werden muß.

8.3 Räude

Die heute nur selten vorkommende Plage, auf Mensch und Hund vorübergehend übertragbar, ist die Räude, ebenfalls durch Milben verursacht. Bei erwachsenen Tieren erscheint sie zuerst am Kopf, weswegen sie auch Kopfräude genannt wird. Über Stirn, Ohren und Augen geht sie an den Hals, die Pfoten und andere Körperteile über. Hinzu kommt Faltenbildung der Haut mit Juckreiz, der sich in der Wärme verschlimmert und einen kleieartigen Belag mit unangenehmem Geruch nach Mäusen verbreitet.
Bei Jungtieren zeigt sich die Räude an Bauch und Hals zuerst. Räudekranke Katzen sollten unbedingt isoliert werden, sofern noch weitere Tiere im Haus sind. Lager, Kamm und Bürsten müssen sorgfältig desinfiziert werden, um einen Neubefall zu verhindern.
Am besten reibt man die Katze mit einem vom Tierarzt zu empfehlenden Mittel ein, was gewöhnlich 2mal wöchentlich für 2–3 Wochen geschehen muß.
Homöopathisch helfen können wir nur indirekt durch Veränderung des Hautterrains. Mit **Sulfur D 6,** 3mal täglich, geben wir den Anstoß zur Gesundung der Haut.
Zusätzliche Maßnahmen bespricht man mit seinem Tierarzt, denn die Übertragung erfolgt von Tier zu Tier, was u. a. zu Problemen bei Ausstellungen führt.

8.4 Hautpilzerkrankungen (Dermatomykosen)

Bei den Katzen kommt von den möglichen Pilzerkrankungen eine sehr häufig vor: die Glatzflechte. Sie ist charakteristisch durch kreisrunde rote Stellen, die an ihrem äußeren Rand etwas schuppig aussehen, vorwiegend am Hals und den Beinen, aber auch am Kopf auftreten. Sie können ineinander übergehen und werden dann großflächig, ohne besondere entzündliche Erscheinungen, es können aber auch borkige Auflagerungen zu sehen sein. Die Haare am Rande lassen sich leicht ausziehen. Die Pilzerkrankung kann auf den Menschen übertragbar sein, wenn er dafür empfänglich ist, und man sollte die Behandlung möglichst energisch durchführen: mit Äther entfetten und dann mit Jod pinseln. Das ist noch das Einfachste, sofern sie im Beginn entdeckt wird und ihr Ausmaß gering ist.

Man läßt die Katze erst wieder laufen, wenn die Tinktur eingetrocknet ist. Auch **Echinacea-Urtinktur** eignet sich dafür. Sehr zu empfehlen ist das vorherige Scheren der zu bepinselnden Stellen. Die Pinselung an drei bis fünf aufeinander folgenden Tagen reicht aus, evtl. Wiederholung nach einer Woche. Innerlich wird **Sepia** empfohlen. 3 Gaben täglich für 10 Tage. Der Befall der Haut, größer als ein 5 DM Stück, sollte den Katzenfreund veranlassen, Rücksprache mit seinem Tierarzt zu halten.

8.5 Abszeß

Er ist leicht erkenntlich an der lokalen Schwellung mit Eiterbildung, Hitze und Schmerz.
Kratzer und Rattenbisse sind bei nächtlichen Ausflügen unvermeidbar. Beim Versuch, sich zu befreien, beißt die Ratte der Katze fast immer ins Gesicht: In Ehren ergraute Katzenköpfe sind schon von Ferne durch ihre Narben zu erkennen.

Die Abszesse treten erst einige Zeit später auf, weil sich die Wunde rasch schließt. Mitunter sind Abszesse an der Kehle oder unter dem Auge durch faule Zahnwurzeln bedingt, die vom Tierarzt entfernt werden müssen.
Sind sie warm und berührungsempfindlich, wird **Hepar sulfuris D 3,** 2stündlich eine Gabe für 1–2 Tage, das Problem bald lösen und den Abszeß zum Reifen und selbständigen Öffnen bringen.
Das Messer braucht dann nicht in Tätigkeit zu treten, denn **Hepar sulfuris** ist das »homöopathische Messer«*. Der geöffnete Abszeß, vom Eiter befreit, benötigt danach einige Gaben **Silicea D 12,** 2mal täglich, um narbenfrei und komplikationslos auszuheilen.
Fühlt sich der Abszeß von vornherein kalt an, ist es ein kaum schmerzhafter **»kalter Abszeß«,** dann wendet man **Silicea D 12,** 3mal täglich sogleich für einige Tage an.
Muß aus anderen Gründen der Abszeß mit dem Messer geöffnet werden, darf der Schnitt nicht zu klein bemessen werden, eben des schnellen Zuwachsens wegen.

* ein anderes ist **Myristica sebifera D 3.**

8.6 Akne und Eiterpusteln

Die Hautfinnen-Erkrankung wird durch Bakterien hervorgerufen, die in die Haarbälge eingedrungen sind und dort nun Pusteln oder Knötchen bilden.

Die Pusteln sind mit Eiter oder einer wäßrigen Flüssigkeit gefüllt und sitzen besonders an Kopf oder Brust. Das Heilmittel ist **Hepar sulfuris D 12.**

Sind mehr die Knötchen auffällig und zahlreich, dann hilft **Silicea D 12,** es schmilzt die Knötchen ein nach einer Behandlungszeit von 8–10–14 Tagen.

Die Akne kann auch die Fernwirkung eines gestörten Hormonhaushaltes sein, die mit der unregelmäßigen Hitze zu tun hat. Dann tut man gut daran sie sterilisieren zu lassen, denn sterilisierte Kätzinnen leiden nie darunter.

Auch Verdauungsstörungen können die Akne auslösen, besonders alles vom Schwein ist dabei gefährlich, eine Futterumstellung wäre dann ratsam.

8.7 Ekzem

Das Ekzem ist eine Entzündung der Haut und entsteht durch verschiedene innere und äußere Ursachen wie Parasiten und Hautpilz, aber auch durch chronische Magendarm-Erkrankungen, durch einseitige Ernährung und Stoffwechselstörungen sowie durch Allergien und schließlich auch durch die Zuckerkrankheit.
Zum Beginn alle möglichen Ursachen ausschalten! Hautparasiten beseitigen, Ernährung überprüfen!

Die **nicht-parasitären Ekzeme** treten unter verschiedenen Erscheinungsformen auf:

8.7.1 das feuchte Ekzem

mit klebrigen Absonderungen, vorzugsweise in den Gelenkbeugen, und dem etwas fauligen Geruch braucht **Graphites D 6.**
Diese Typen sind überernährt und zu dick, sind faul dazu und schlafen viel und lassen nichts aus, was irgendwie nach Futter aussieht.

8.7.2 das nässende Ekzem

mit geröteter und entzündeter Haut wird durch **Mercurius solubilis D 6** heilsam beeinflußt.

8.7.3 das schorfige Ekzem

läßt sich durch **Mezereum,** evtl. im Wechsel mit **Petroleum D 6** gut angehen.

8.7.4 Das Ekzem, das mit rissiger aufgesprungener, verdickter Haut einhergeht

typisch sind die Schrunden und nässenden Ausschläge am Übergang von Haut zu Schleimhaut (Nasenspiegel, Ohren, After). Verschlimmerung meist in kalter Jahreszeit – das ist das Erscheinungsbild, wo **Petroleum D 6** helfen wird.

8.7.5 Das trockene Ekzem

mit blasser trüber Haut, die juckt (und brennt), mit schütterem Fell und ausfallenden Haaren und kleinen Schuppen wie Staub, dieses trockene, meist chronische Ekzem, benötigt **Arsenicum album D 6** zur Heilung.
Die Arsen-Patienten trinken oft, aber wenig. Die Verschlimmerung in der Nacht und der Zug in die Wärme ist nicht zu übersehen, denn Wärme bessert. Das sind die Katzen, die nicht nur auf, sondern am liebsten in den Ofen kriechen würden, wenn es heutzutage noch so etwas gäbe.

8.7.6 Das trockene Ekzem

mit schmutziger, geröteter Haut, übelriechenden Ausdünstungen und ziemlich großen Schuppen verlangt **Sulfur D 6** als Mittel, besonders wenn noch andere Zeichen erkennbar sind, wie gerötete Körperöffnungen, d. h. die Partien um die Augen, die Mundhöhle, das Innenohr, die Aftergegend sind mehr gerötet als normal.
Überdies ist der Stuhlgang meist nicht in Ordnung, denn zu Beginn ist er fest und danach durchfällig, und das in einem Stuhlgang. Diese Patienten vermeiden Wärme und haben es lieber kalt – eben, weil sie sich heiß fühlen!

8.7.7 Das oft infizierte Ekzem

an den Krallen – die Zwischenzehenhaut ist verdickt und wird viel beleckt – braucht **Silicea D 6,** längere Zeit zur Heilung.

8.8 Induration der Haut

Verdickungen der Haut oder Wunden, die durch ständiges Abkratzen des Heilschorfes entstanden sind und einen harten, verdickten Untergrund haben – man findet sie oft an den Halspartien – sprechen auf **Silicea 30** wunderbar an, wenn man sie 4–8 Tage lang behandelt und zwar 3mal täglich. Das Jucken läßt nach, die Hautverdickungen lösen sich auf, und die Haut wird wieder normal.
Es ist natürlich gut, ihr während der Behandlungszeit einen Stülpa-Verband anzulegen, wenn sie es duldet.

8.9 Madenbefall

An verschmutzter Stelle an After oder Scheide legen Fliegen bei schwachen oder kranken Katzen, die sich dort nicht putzen können, ihre Eier ab. Sie entwickeln sich rasch zu Maden und fressen die Katze im wahrsten Sinne des Wortes bei lebendigem Leibe auf. Sofortige tierärztliche Behandlung ist dringend notwendig. Wenn der Befall spät entdeckt wird und Maden bereits in den After oder die Scheide eingedrungen sind, dann ist es schwierig, die Katze zu retten.
Man reinigt die Katze sofort gründlich von den Maden, indem man rigoros die Haare an den befallenen Stellen und die Haut mit einem nicht reizenden Desinfektionsmittel (Sagrotan) säubert, auch Chloroform kann dazu benutzt werden, um die Maden abzutöten.

8.10 Haarzotten (Trichombildung)

Wenn Haarzotten entstehen, dann ist die mangelnde Pflege der Katze nur zum Teil daran schuld. Die Verfilzung beginnt hinter den Ohren und kann das ganze Fell so überziehen, daß Kamm und Bürste machtlos sind.
Hier steckt eine Störung im Calciumgehalt dahinter. Nach Abscheren der verfilzten Haarzotten (was sich manche Katze nur in Narkose gefallen läßt) wird ein normales Haarkleid nur zu erreichen sein, wenn das passende Heilmittel 3 Wochen lang gegeben wird.
In den meisten Fällen ist es **Calcium fluoratum D 12,** 2mal täglich eine Gabe.

8.11 Haarausfall

Der Haarausfall bei Katzen kann verschiedene Ursachen haben. Natürlich spielen auch die Jahreszeiten eine Rolle. Wenn der Winter vorüber ist, wird jede Katze ihren »Wintermantel« ablegen, und dagegen ist kaum etwas zu tun.
Bei zu starkem Haaren das ganze Jahr hindurch versuche man **Acidum phosphoricum D 6,** 2 Gaben täglich für 14 Tage.

Auch **Thallium D 10** in der gleichen Art angewendet, hat sich bewährt.

Man muß an **Natrium muriaticum D 12,** 3mal täglich, denken, wenn nur Dosenfutter verabreicht wird und der Ausfall der Haare besonders ausgeprägt ist in den Gelenkbeugen und am Unterbauch und wenn beim Über-den-Rücken-fahren mit der Hand viele Haare ausgehen.

Falls der Haarausfall hormonelle Ursachen hat, z. B. schlimmer nach der Rolligkeit, so erhalten junge Tiere **Lachesis D 10** und ältere **Sepia D 12,** 2mal täglich für 10 bis 14 Tage.

8.12 Haarbruch

Der Haarbruch tritt bei allen Rassen und beiden Geschlechtern auf: das Grannenhaar bricht, danach fällt die Unterwolle aus – zuerst meistens am Widerrist.
Diese Störung beruht auf einem unterschwelligen Leberschaden, labormäßig kaum nachweisbar, und ist mit **Lycopodium 30** heilbar, täglich einmal für 10 Tage. Wenn erforderlich, Wiederholung nach drei Wochen.

8.13 Ausfall der Barthaare

Wenn die Barthaare ausfallen – und Streß ist die Ursache hierfür – zeichnet sich **Kalium phosphoricum D 12** als Heilmittel ab.

8.14 Schuppen

Schuppenbildung ist zwar keine Krankheit, für den kritischen Beobachter seiner Katze jedoch das Zeichen für eine beginnende Störung im Stoffwechsel.
Viel kann man schon erreichen durch Umstellung des Futters – kein Trockenfutter für einige Zeit ist das Wichtigste – und regelmäßiges Bürsten des Felles. Die Schuppenbildung auf warmer, geröteter Haut benötigt **Sulfur D 6,**
die sehr kleinen, fast staubigen Schuppen einer blassen und trockenen Haut verlangen **Arsenicum album D 6** als Heilmittel.
Das passende Mittel 2mal täglich für 10 Tage.

8.15 Übermäßige Talgsekretion (Seborrhöe)

Das sogenannte »Fettschwänzchen«, an der Oberseite des Schwanzansatzes zu bemerken, ist das Produkt übermäßiger Talgabsonderung, bei Jungtieren zu beobachten.

Innerlich: **Calcium carbonicum D 6,** 3 Gaben täglich.
Äußerlich: Einpudern mit Kartoffelmehl.

8.16 Impfreaktionen

Durch die in den letzten Jahrzehnten vermehrten Impfungen der Katze kommt es gelegentlich zu allergischen Reaktionen, die sich gleich nach der Impfung oder auch erst nach wenigen Tagen zeigen.
Es kann zu örtlicher Schwellung der Haut an der Injektionsstelle kommen. Dann ist **Thuja D 12** (oder eine andere Thujapotenz, wenn sie sofort erreichbar ist) das Heilmittel und einige Gaben werden der Katze rasch helfen.
Spielt sich die Reaktion nicht örtlich, sondern allgemein ab, indem sie lustlos und apathisch in die Welt schaut, dann heilt **Silicea D 12,** 2–3mal täglich für einige Tage.

Beim Kauf von homöopathischen Mitteln – um das hier einzuflechten – wundert sich der Zeitgenosse über den niedrigen Preis, den der Apotheker verlangt, ist er doch von der Pharmaindustrie ganz andere Beträge gewöhnt. Bei den heutigen modernen chemischen Präparaten (die meisten sind noch nicht einmal 5 Jahre auf dem Markt und werden dann durch bessere, teuere abgelöst – und in spätestens 5 Jahren wiederum –) sind die Kosten wegen der vorangegangenen Forschungsarbeiten mit abertausend Tierversuchen außerordentlich hoch, sie schlagen sich entsprechend auf die Preise nieder.

Anders die **homöopathischen Mittel:** sie haben einen festen Stand, sie sind bleibend. Wie sie wirken weiß man aus der Arzneimittellehre, weil sie geprüft wurden und alle Forschungsarbeiten haben Generationen von homöopathischen Ärzten freiwillig, ohne Mark und Pfennig, erbracht. Würde dies in Zahlen ausgedrückt, müßten an alle heutigen Preise der Homöopathika mindestens eine Null angehängt werden.

Ein Hinweis zu **Impfungen:**
Gewarnt wird eindringlich vor jedem »Zuviel«. ZUVIEL und ZUOFT sind GIFT, weil am Ende eine Schwächung des Immunsystems herauskommt, also das Gegenteil dessen, was man zu erreichen wünscht.
Wichtig sind Impfungen gegen Seuchen, die noch nicht heilbar sind, wie bsplw. die Feline infektiöse Peritonitis (Bauchfellentzündung mit Bauchwassersucht einhergehend) oder die Tollwut. Selbst diese Art von Impfungen sollten nur vor Auslandsreisen und Ausstellungen angesetzt werden oder dann, wenn die Katze in einem Tollwut-Sperrgebiet lebt.
Die Impfung ist erst zu empfehlen, wenn das Immunsystem einigermaßen dem Impfstreß entgegentreten kann, tunlichst erst mit 5–6 Monaten. Lange Praxisjahre haben zur Überzeugung geführt, daß allzu junge Tiere durch den Streß der Impfung leicht eine unterschwellige Gehirnreizung durchmachen, die sich erst später in höherem Alter in Verhaltensstörungen niederschlägt.
Man muß zudem darauf achten, daß die Laufzeit der Impfung wirklich zu Ende geht, bevor man an eine Wiederholung denkt, also keinesfalls früher, als die Herstellfirma des Präparats angibt.
Das Leben ist bekanntlich eine riskante Sache. Weder als Mensch, noch als Tier kann man sich gegen jede mögliche Gefahr impfen lassen.

9 Gefährliche Viren und Bakterien

Wie alle Lebewesen sind auch Katzen den Einwirkungen von Viren und Bakterien ausgesetzt, und das kann mitunter böse Folgen haben.

9.1 Katzenseuche

Jedem Katzenfreund ist der Ausdruck: Katzenseuche bekannt.

Er ist ein Sammelbegriff für verschiedene Viruserkrankungen, die den Magen-Darmkanal sowie die Schleimhaut des Rachens befallen und deren Unterscheidung auch dem Fachmann oft schwerfällt. Durchgesetzt hat sich die Bezeichnung Panleukopenie, weil alle diese Formen eines gemeinsam haben, nämlich den Leukozytensturz. Im Blutbild zeigt sich ein enormer Abfall der weißen Blutkörperchen, der Polizei im Körper. Die Abwehrmechanismen sind blockiert, Sekundärinfektionen treten hinzu, und innerhalb von 5 Tagen kann die Krankheit zum Tode führen, in ganz schlimmen Fällen schon nach 24 Stunden.
Meist bei Katzen bis zu 2 Jahren und vornehmlich im Herbst und Winter auftretend, ist das kranke Tier ein Bild des Jammers. Erbrechen steht am Anfang, meist so heftig, daß zunächst an eine Vergiftung oder an einen Fremdkörper im Magen gedacht wird. Fieber bis 41 °, grünlich-gelber Schleim, der zäh ist, wird unter großen Anstrengungen erbrochen. Die Katze stinkt aus dem Rachen, ab und zu treten Durchfälle auf, die wäßrig bis blutigschleimig sein können.
Enorme Austrocknung des Katzenkörpers durch den Flüssigkeitsverlust. Der Zungenrand ist entzündet, häufig beobachtet

man auch Zahnrandgeschwüre. Mit Speichelfluß sitzen die Katzen apathisch vor dem Freßnapf und möchten gern futtern, können es aber nicht.

Das ist die Stunde von **Baptisia**! **Baptisia D 3** oder **30** – in welcher Potenz die Apotheke es auch immer hat – wird hier wahre Wunder wirken, indem der Allgemeinzustand sich rasch verbessert. **Baptisia** 2-stündlich am ersten Tag, danach 3mal täglich bis der Appetit wiederkommt.
Eine gute Hilfe erfährt die Katze, wenn ihr kleine Fleischkügelchen in den Fangwinkel gegeben werden, damit sie ohne Zungenbewegung etwas Futter abschlucken kann.
Noch einmal: **Baptisia** ist hier Trumpf und hilft zuverlässig, wenn die Krankheit sich in dem **oberen** Bereich festgesetzt hat. Wenn der Durchfall im Vordergrund steht, also mehr die unteren Bereiche entzündet sind und Blut und Schleim absondern, dann wird **Mercurius corrosivus** das Heilmittel sein in der **D 6** oder **D 30,** 2stündlich am ersten Tag, danach mit zunehmender Besserung 3mal täglich, bis zur Heilung.
Mit diesen beiden homöopathischen Mitteln hat man die gewöhnlich vorkommenden Erscheinungsformen der Katzenseuche im Griff, und man kann hoffen, wenn keine Komplikationen hinzutreten, sie völlig auszuheilen. Vorbeugende Impfungen sind nach einer so durchstandenen Krankheit nie wieder nötig, weil eine dauerhafte Immunität eintritt.

Auf die anderen Viruserkrankungen soll hier nicht näher eingegangen werden, weil sie selten vorkommen, und gerade wegen ihrer Seltenheit keine homöopathische Behandlungsweise sich bisher herauskristallisiert hat.
Das gilt auch für die Feline infektiöse Peritonitis, (FiP) die ansteckende Bauchfellentzündung ebenso wie für die Pseudowut und die ansteckende Blutarmut u. a.

9.2 Toxoplasmose

Noch ein Wort zur Toxoplasmose.
Wenn Katzen daran akut erkranken, scheiden sie im Katzenkot Eizysten (Oozysten) aus, die für den Menschen in keiner Weise ansteckend und gefährlich sind, wenn, ja wenn – und das ist Voraussetzung – der Katzenkot täglich entfernt wird. Geschieht dies nicht, trocknen sie auf der Oberfläche des Katzenkotes ein und können durch eine sogenannte Stäubchen-Infektion vom Menschen aufgenommen werden und nicht nur von ihm, sondern ebenso vom Hund, Schwein, Schaf, Ziege, Wild und nicht zu vergessen auch von den Tieren, die die Katze erbeutet. Aber nur die Katze kann über den Kot ansteckend wirken. Alle anderen Tiere, soweit sie der menschlichen Ernährung dienen müssen, stecken auch an und übertragen die Toxoplasmose durch Fleischzysten, die beim Rohverzehr den Menschen infizieren können.
Die Durchseuchung des Menschen findet unauffällig statt, wie bei der Katze meist unter dem Bild einer Grippe, die besonders lange anhält und von der sich der Patient nur langsam erholt. Die Statistik sagt aus, daß mit zunehmendem Lebensalter der Grad der unterschwelligen (latenten) Verseuchung ansteigt, also 30% bei den 30-, 50% bei den 50-, 70% bei den 70-jährigen. Gefährlich kann sie aber nur für schwangere Frauen werden.
Das Toxoplasmose-Bild bei der Katze weist ebenfalls auf eine Erkältung hin, verläuft sehr mild und damit auch unbemerkt. Aber Ausnahmen bestätigen die Regel: beschrieben wurden bisher auch Lungenentzündungen, Nierenentzündungen, Gehirnhautentzündungen, die durch eine akute Toxoplasmose-Infektion bedingt waren.

Die Feststellungsmethode ist insofern schwierig, als man dazu Blut braucht, das aus den zarten Venen einer Katze nicht ganz einfach zu entnehmen ist. Die beiden Nachweise, der Sabin-

Feldmann-Test sowie die Komplementbindungsreaktion müssen bei einer akuten Krankheit beide positiv ausfallen. Der positive Sabin-Feldmann-Test allein weist nur auf die bereits stattgefundene Durchseuchung hin.

Die Behandlung der Toxoplasmose ist homöopathisch gesehen die gleiche wie beim Menschen: Stärkung der Abwehr mit **Echinacea D 1,** 3mal täglich 1 Tablette mehrere Wochen, und die **Nosode Toxoplasmose D 15** einmal täglich zur »Neutralisierung« der Toxoplasmose, ebenfalls mehrere Wochen.

Die Fortschritte zeigen sich dann bei wiederholten Blutuntersuchungen. Das gilt bei der relativ symptomfrei verlaufenden Toxoplasmose. Bei Begleitkrankheiten müssen die dafür wirksamen Mittel herausgesucht und begleitend angewendet werden.

9.3 Tollwut

Von einem Tollwutfall erzählte mir als Student der Kreistierarzt von Osterode/Ostpreußen: Dort lief spielenden Kindern ein Füchslein entgegen, ganz allerliebst und zahm, er ließ sich hochnehmen und tätscheln und schließlich packten sie es in ihren Puppenwagen und fuhren spazieren. Bis dann ein Erwachsener merkte, daß da etwas nicht in Ordnung war und den Förster holte. Der tat seine Pflicht, und man gab ihn ins Königsberger Tierseuchen-Institut zur Sektion, von wo nach wenigen Tagen die Nachricht kam: der Fuchs war tollwütig.

Impfungen kannte man damals nicht und so wird berichtet, es passierte den Kindern nichts. Sie müßten heute, wenn sie wohlbehalten durch den Lauf der Zeiten gekommen sind, Großeltern sein und es ihren Enkeln erzählen, wenn von Tollwut die Rede ist. Daß nicht alle Menschen an Tollwut erkranken, selbst wenn sie gebissen worden sind, das weiß man seit alten Zeiten.

Wie sieht nun eine Tollwut bei der Katze aus?

Die Krankheitserscheinungen sind nicht einheitlich. Katzen neigen mehr zur »stillen« Wut, indem die durch den Biß eines tollwütigen Tieres angesteckte Katze meist noch eine längere Zeit »gesund« erscheint.
Die Wesensveränderung nimmt zu mit fortschreitender Krankheit. Bevor es zum Endstadium kommt, verliert sie, wie der geschilderte Fuchs, alle Scheu, ist aber andererseits auch leicht erregbar, lichtscheu, wasserscheu, sie kann nicht schlucken, deshalb fließt der Speichel, und der Unterkiefer, Kehlkopf und Schlund werden gelähmt. Hinzu kommt eine allgemeine Schwäche mit Hinken und Lahmen erst auf einem Bein, dann auf beiden Hinterbeinen, bis schließlich der ganze Körper gelähmt ist. Verläuft die Wut nicht so »still«, sind Krämpfe zu beobachten, die Katze wird aggressiv, springt den Menschen an und kratzt und beißt ihn, besonders ins Gesicht. Danach kommt ziemlich schnell das Lähmungsstadium, zuerst beim Schlucken und später am ganzen Körper.
Es gibt nur wenige Menschen, die eine tollwütige Katze »in full action« erlebt haben.
Weil kein sicheres Heilverfahren bekannt ist und der Staat auch keinen Behandlungsversuch duldet, ist die Impfung der Haustiere in tollwutverseuchten Gebieten noch der beste Schutz dagegen. Sie wird ohnehin fällig, wenn die Katze bei Urlaubsreisen mit über Deutschlands Grenzen genommen wird.

10 Vergiftungen

Vergiftungen sind möglich über den Magen
die Haut
die Lungen

Sie entstehen aus Böswilligkeit oder Unachtsamkeit und Verwechslung und sind verursacht durch schädliche pflanzliche, tierische oder chemische Stoffe.

Für Katzen giftige Pflanzen:
Amaryllis, Primeln, Nelken, Geranien, Schneeglöckchen, Maiglöckchen, Krokus, Hyazinthen, Anemonen, Christrosen, Narzissen, Goldregen, Märzenbecher, Ackerveilchen, Edelweiß, Magnolien, Farn, Kakteen und noch eine Reihe anderer.

Chemische Stoffe:
ungeeignetes oder zuviel Flohpulver
Pflanzenschutzmittel, Farben sowie Farben- und Lackentferner,
alle Reinigungs-, Polier- und Bleichmittel,
Sonnenöle, Farblöser, Haarwasser, Tinten, Klebstoffe, Teppichkleber, Gefrierschutzmittel und alle Wachse und Poliermittel für Böden und Möbel, die Petroleumdestillate enthalten;
– im großen ganzen alles, was an Chemie im Hause vorkommt.

Glücklicherweise schützt die Lebensgewohnheit der Katze, das Futter langsam und ruhig und nicht wie Hunde gierig und hastig aufzunehmen, sie schon vor vielem.

Katzen kauen ihr Futter ausreichend und schmecken es genügend ab, um es abzulehnen, wenn es ihnen nicht zusagt.

Nachteilig nur wirkt sich die Neugier aus, z. B. jede neue Blume im Haus zu probieren oder der Jagdinstinkt, der sie Mäuse fressen läßt, die vergiftet sind. Auch das Putzen ist eine Möglichkeit zur Vergiftung, denn wenn das Fell mit Insektiziden oder mit Schadstoffen behaftet ist und die Katze sich säubert, dann sind Vergiftungserscheinungen unvermeidlich.
Nun ist die Diagnose Vergiftung selten mit Gewißheit zu stellen, es sei denn, man weiß es genau und hat den Vorgang beobachtet.
Unklare Erscheinungen, die sonst in keine Diagnose passen, lassen den Verdacht aufkeimen, besonders dann, wenn die Erkrankung aus heiterem Himmel kommt und mit schweren Magendarmerscheinungen einhergeht wie Erbrechen, Durchfall, auch blutig, Abmagerung und hochgradige Empfindlichkeit des Unterleibs. Allen Vergiftungen gemeinsam ist, daß sie kein Fieber erzeugen, sofern sie nicht mit Krämpfen einhergehen.

Im Verdachtsfall wie auch zu allen Maßnahmen, die unternommen werden, wirkt **Okoubaka D 2** oder **D 3** entgiftend.
Weil die meisten Gifte rasch wirken und man nur selten genau weiß, welche Art von Schadstoffen sie enthalten, so gibt man das **Okoubaka D 2** oder **D 3** alle ¼ Stunde bis zur evtl. Besserung, dann seltener, bis man die tierärztliche Praxis erreicht hat, die unbedingt sofort aufzusuchen ist. Nicht mit Gold aufzuwiegen ist diese afrikanische Baumrinde, wenn es darum geht, mit der Nahrung aufgenommene Gifte gleich welcher Art zu neutralisieren. Man muß sie nur greifbar im Hause oder eine gute Apotheke in der Nähe haben.
Für den Tierarzt ist jeder Beweis einer Vergiftung wichtig, weil die einzuschlagende Behandlung davon abhängt – deshalb alles mitnehmen, was in Frage kommt, die Essensreste, Beutetiere, Medikamente und Schachteln, Gläser, Flaschen und sonstige Behältnisse, die verdächtig sind.

Von den vielen Möglichkeiten seien nur wenige erwähnt:
Bei der Vergiftung von Insektiziden kommt es zu Speichelfluß, Durchfall, Zittern, das sich evtl. zu Krämpfen steigert. Hinzu gesellen sich Gleichgewichtsstörungen und Angstzustände sowie unkoordinierte Bewegungen.

Die rasche Entfernung aller auf der Haut befindlichen Giftreste mit Wasser und Seife ist eine wichtige Sofortmaßnahme.
Falls ein Abführmittel notwendig wird, dann kein Rizinusöl verwenden, weil viele Gifte sich besonders gut in Fett lösen, sondern Microclist oder Babylax (in der Apotheke erhältlich) in den After einführen. Bei starken Krämpfen wird der Tierarzt Beruhigungsmittel und zur Entgiftung Traubenzucker spritzen!

Tritt nach einer starken chemischen Behandlung mit Sulfonamiden, die an eine Vergiftung grenzt, oder einer Überdosierung von Antibiotika laufend Erbrechen auf, denn wird **Ipecacuanha D 6** 1stündlich großartige Dienste leisten.
Bei einer Vergiftung mit Rattengift, das die Blutgerinnung hemmt, kommt es im wesentlichen zu inneren Blutungen.
Die Schleimhäute werden blaß und laufen blau an, dazu blutiges Erbrechen, blutiger Stuhlgang, blutiger Urin, Blutung in der Brusthöhle – alles blutet.
Hier ist Vitamin K das spezifische Mittel, unterstützend wird 1 Ampulle **Phosphorus D 30** gespritzt sowie Herz-Kreislaufmittel **(Cactus D 1, Crataegus D 1, Veratrum D 3).** Für diese Behandlung, wie auch für jede Vergiftung ist aber nur der Tierarzt zuständig.

11 Stubenreinheit und andere Probleme

In der Entwöhnungszeit bringt die Katzenmutter ihren Jungen die Grundlagen der Reinlichkeit bei, und im Alter von 6 Wochen sollte jedes Kätzchen das Katzenklo kennen und benutzen.
Ist das Kätzchen von diesem Zeitpunkt an nicht stubenrein, wird es dies nach allen Erfahrungen niemals.
Hier können Inzucht und Intelligenzmangel eine Rolle spielen, aber auch angeborene Sinnesdefekte, die jeder Behandlung, gleich welcher Art, trotzen.

Werden erwachsene Katzen plötzlich unsauber und suchen für ihre Geschäfte nicht mehr das Katzenklo auf, dann kann dies verschiedene Gründe haben:
Wenn sie plötzlich hier und da ein wenig naß macht, verspürt sie Liebesbedürfnisse und wird rollig sein. Auch unkastrierte Kater markieren spritzig mit Urin oder Kotabsatz infolge sexueller Aktivität ihr Revier. Dies hat nichts mit »Neurosen« zu tun, sondern mit einem für Katzen natürlichen Markierungsverhalten.
Viele Ursachen liegen aber im seelischen Bereich:
Wenn Bedürfnisse nicht gestillt, Gewohnheiten durch irgendwelche Umstände unterbrochen werden, Konfliktzustände mit anderen Tieren eintreten – um nur einige Gründe zu nennen – kann dies dazu führen, daß Katzen die bisherige Stubenreinheit verlieren. Weil dies sozusagen eine »Entlastungsreaktion« darstellt, kann es zu einem Problem werden. Hier gibt es einige homöopathische Möglichkeiten zur Behandlung. V o r h e r aber sollten evtl. Ursachen bedacht und nach Möglichkeit ausgeschaltet werden.

Wenn Kränkung und Zurücksetzung die möglichen Ursachen sein können, versuche man **Ignatia 30** an **einem** Tage 3mal

1 Tablette, dann nicht mehr. Spricht es an, wird der Zustand des Tieres schon am nächsten Tage besser.
Ignatia ist als homöopathisches »Heimweh-Mittel« auch wirksam bei Ortswechsel ebenso bei Verlust eines liebgewordenen Menschen oder Tierkameraden.
Wenn die Möbel im Zimmer umgestellt werden, kann sich das so frustrierend auf die Katze auswirken, daß sie dadurch unsauber wird. Dann versuche man mit **Argentum nitricum D 12,** 3mal täglich eine Gabe bis zur Besserung, das seelische Gleichgewicht wieder herzustellen.
Ein großer Schrecken, z. B. das plötzliche – auf-Leben-und-Tod-gejagt zu werden, kann ebenfalls die Ursache der Unsauberkeit sein. Dann braucht sie **Opium 30.**
Das gleiche Mittel gilt bei Folgen von Narkosen, d. h., wenn eine Narkose die Veränderung herbeiführt, was glücklicherweise selten ist. Also auch dann **Opium 30.**
Rivalitäten unter zwei oder mehreren Katzen, die in einem Haushalt leben, lassen sich oft gut beeinflussen durch eine einzige Gabe von **Chamomilla 200** zu gleicher Zeit für alle »streitenden Parteien«, auch im Hinblick auf die verlorene Stubenreinheit.
Ist die Katze nach einer Impfung nicht mehr stubenrein, hilft **Thuja D 12** 2mal täglich mehrere Tage lang.
Hat eine alte Katze, bisher sauber, vergessen, wo ihr Klo steht, – ein aufmerksamer Katzenfreund kann dies unschwer feststellen – dann hilft **Barium carbonicum D 4** für einige Tage 2mal täglich 1 Gabe.

Und zu den körperlichen Ursachen einer Unsauberkeit:
Kann sie den Urin nicht halten nach einer Durchnässung oder einem Bade, wird **Dulcamara D 4** oder **Rhus toxicodendron D 12** das Mittel sein.
Wird sie im Schlafe vom Urindrang überrascht und spürt ihn selbst nicht, hilft **Petroselinum.**
Schwäche des Blasenschließmuskels infolge hohen Alters

sollte mit **Causticum D 12** angegangen werden, die Schwäche des Afterschließmuskels mit **Aloe D 4.**
Liegen traumatische Gründe vor wie z. B. ein Fenstersturz, Unfall oder ähnliches, auch wenn es bereits vor einiger Zeit passiert ist, dann gibt man **Arnica 30,** 1 Gabe täglich bis zur Besserung.

Beißenden Katzen, die es besonders auf die Beine ihrer Betreuer abgesehen haben, sollte man ihre Scheinaggressivität »abkaufen« (es ist keine echte), indem man oft mit ihr spielt, am besten mit Maus-Attrappen, die mit einer Schnur an der Katze vorbeigezogen werden, Stoff- oder Papierknäuel, Flaschenkorken mit Federn oder ähnlichem bestückt, was diesen Jagdtrieb befriedigt. Werden aber die Menschen in der Umgebung der Katze öfters ohne Grund gebissen oder bei jeder sich bietenden Gelegenheit, steckt also offene oder verborgene Angst dahinter, die in einem Wutanfall überkompensiert wird, dann ist **Belladonna 30** das Heilmittel, eine Gabe täglich für 7–10 Tage. In diesem Zusammenhang kann es vorkommen, daß sie aus dieser Angst heraus unsauber wird und ihre kleinen wie auch großen Geschäfte irgendwo absetzt, wo sie es nicht tun sollte und früher auch nicht getan hat.

Diese **Belladonna-**Katze hat eine unnatürliche Überempfindlichkeit gegenüber Licht und Lärm. Nach einem Wutanfall kann sie nicht einschlafen und wenn sie schließlich doch schläft, dann seufzt sie und knurrt sie und knirscht mit den Zähnen.

Dann gibt es noch eine Form des Kratzens und Beißens, das der weiblichen Siamkatze besonders zu eigen ist: Sie läßt sich streicheln und schnurrt dabei und scheint echt »happy« zu sein – im nächsten Augenblick aber kratzt und beißt sie, daß die Fetzen fliegen. Die geringste Unannehmlichkeit hat Zorn und üble Laune zur Folge, mitunter für Stunden!
Hier ist das Heilmittel **Platina D 30.** Diese **Platina**weibchen

(man weiß das vom Menschentyp) sind egozentrisch, stolz, anmaßend, und sie betrachten die Welt von oben.
Diese Weibchen sind »over-sexed« und immer haben sie Hunger. Typisch ist, daß sie in einer fremden Umgebung, also auch auf Reisen, wenn sie nicht das Töpfchen, das sie gewohnt sind, dabei haben, daß sie sich dann nicht lösen, also scheinbar verstopft sind und dafür verstärkten und häufigen Urinabsatz zeigen.

11.1 Die Fettsucht

Durch eine Kastration oder Sterilisation wird ein Einbruch ins hormonelle System begangen, der sich durch Temperamentsberuhigung und Gewichtszunahme bemerkbar macht.
Wirkt sich das erste nützlich für alle aus, so kann Gewichtszunahme in der Tat zu einem Problem werden, indem sie sich zu einer Fettsucht entwickelt, besonders dann wenn der Eingriff zu früh stattfand. Und Fettsucht ist gleich Krankheit.
Die überflüssigen Pfunde belasten nicht nur das Herz und Kreislauf, sondern auch alle anderen Organe, die ebenfalls überbeansprucht werden.

Schon aus diesem Grunde sollte man Übergewicht immer ernst nehmen – und alles daran setzen, es gar nicht aufkommen zu lassen.

Das Normalgewicht der Katze beträgt 2½ kg – 5 kg. Die 5 kg gelten noch als normal bei starkknochigen, großen Katzen. Alles, was 5 kg überschreitet, steuert auf die Fettsucht zu.
Es wäre schön und für manchen Katzenfreund einfach und bequem, wenn es ein homöopathisches Mittel gegen das Übergewicht gäbe. Es existiert in der Tat ein homöopathisches Mittel bei der Fettsucht, aber nur wenn sie eine Schilddrüsen-

krankheit verursacht (**Thyreoidinum D 30,** 1 Gabe täglich) – aber das kommt so selten vor, das man es vergessen kann. Nein, es sind falsche Ernährungssitten, oft auch eine falsche Einstellung des Katzenfreundes, der seinem Kätzchen durch reichliches Angebot etwas Gutes antun möchte und es dann praktisch zum Fressen erzieht.

Er sollte daran denken, energiearme Futtermittel zu bevorzugen wie Magerquark, Gemüse und mageres Fleisch.
Reicht dies nicht aus, das Gewicht zu verringern – man kontrolliere es – dann wird von der gewohnten Nahrung ⅕ weniger angeboten für 10 Tage, danach falls noch wenig Effekt spürbar, wiederum ⅕ weniger, bis etwas von der Gewichtsabnahme zu bemerken ist.

Aber nur, wer felsenfest überzeugt ist, daß er etwas Gutes und Lebensverlängerndes für sein Kätzchen tut, wird eine solche Kur machen können und auch durchhalten.
Dasselbe geht auch mit Fertigfutter, die Reduzierung um ⅕ ist besser abzuwiegen, aber nur wenn die Katze bereits Fertigfutter gewöhnt ist. Bekam sie bisher etwas anderes, so muß man sie erst langsam auf dieses umstellen, um dann die Reduktionskost-Kur zu beginnen.
Es ist dies alles ein mühseliges Geschäft!
Hier gilt besonders die alte Wahrheit, das **Vorbeugen** besser als »**Kuren**« ist.

12 Die alte Katze

Nicht nur der Mensch, auch die Katze wird in letzter Zeit älter als früher. Im Durchschnitt erreicht sie ein Alter von 12 Jahren, bei guter Pflege aber auch 16 bis 20 Jahre.
Es stellt sich die Frage, ob durch homöopathische Mittel ihr Leben verlängert werden kann.
Ob regelmäßige Arzneigaben das Leben verlängern können, ist schwer zu sagen, weil niemand genau weiß, wann die Stunde schlägt.
Mit Gewißheit kann der Katze durch ausgewählte Arzneien ein gesünderes, von schweren Krankheiten freies Alter bereitet werden.

Herz und Nieren sind die Organe, auf die es im Alter ankommt: Kräftige Durchblutung des Körpers dank eines aktiven Herzmuskels!
Genauso wichtig ist es, die im Alter nachlassende Ausscheidungskraft der Nieren anzuregen. Darauf stellt sich vorbeugende Behandlung ein, um das Nachlassen von Hör- und Sehvermögen weit hinauszuschieben.

Arnica 200 — alle 7 Tage, erhalten Katzen, bei denen alles verlangsamt ist. Sie sind müde und matt, fallen ab und zu um. Arnica sorgt für kräftige Durchblutung.

Mercurius 200 — alle 7 Tage, bei alten Katzen, die viel trinken und damit einen Nierenschaden anzeigen.

Calcium carbon. D 12 — täglich eine Gabe für mehrere Wochen bei Katzen, die bis ins hohe Alter fett und übergewichtig sowie träge sind und beginnenden Altersstar zeigen.

Calcium fluoratum D 12	1 Gabe biochemisch für Katzen mit starker Haarzottenbildung, mit Abmagerung und Altersstar, 3 Wochen im Vierteljahr.
Bar. carb. D 4	2mal täglich für alte Katzen, die ab und zu vergessen, wo ihr Katzenklo steht und deswegen unsauber werden. Sie haben auch meist schon Hautprobleme wie Grützbeutel oder ähnliche Hauterscheinungen.

12.1 Die Hirnblutung

In Form des Schlaganfalls kommt sie selten und nur bei der alten Katze vor als Folge von Arterienverkalkung. Je nach Ausmaß der Blutung entstehen Bewegungsstörungen mit Drang im Kreise zu laufen (Manegebewegung) und zu einseitiger Lähmung.
Für den plötzlichen Schlaganfall hält die Homöopathie diese beiden wohltätigen Mittel zurecht, bei Mensch und Tier gleichermaßen hochgeschätzt, sie werden so schnell es geht gleich nach dem Schlaganfall angewendet!

Arnica D 3 und
Belladonna D 4

¼stündlich im Wechsel 5 Tropfen direkt auf die Zunge, mit zunehmender Besserung seltener. Der erste Tag ist besonders wichtig!

Diese Zusammenstellung wirkt in den heilbaren Fällen so erstaunlich schnell, daß – ähnlich wie **Baptisia** – die Katzenfreunde staunen und der Fachmann sich wundert.

12.2 Knochenveränderungen im Alter

Die Altersveränderungen der Katze im Skelett verlaufen vielfach unbemerkt.
Die meisten Erscheinungen wie Wirbelentzündung (Spondylitis), Bandscheibenschäden oder Entkalkungserscheinungen, die im Röntgenbild sichtbar werden, reagieren, sofern sie Bewegungsstörungen auslösen, auf **Calcium fluoratum D 12,** täglich 1 Gabe für mehrere Wochen.

13 Erste Hilfe

13.1 Unfall

Bei Unfällen, Fensterstürzen, bei allen Folgen von Stoß, Schlag, Verletzungen:

Arnica ist in jeder Potenz, am besten in der **D 6,** zuerst in häufigen Gaben alle ¼ Stunde, ab 4. Gabe ½ stündlich, wenn es möglich ist, sonst wickelt man die Katze in eine Decke oder packt sie in einen Transportkorb und fährt eilends zum nächstgelegenen Tierarzt. Ihm überlasse man Untersuchung wie Behandlung.
Blutungen aus einem arteriellen Gefäß mit einem Druckverband stillen und sofort zum Tierarzt, weil eine stark blutende Wunde immer genäht werden muß.

Gegen Schock, Kreislaufversagen und Blutung hilft **Arnica** vorzüglich (evtl. auch eine **Arnica** enthaltende Zusammensetzung).
Auch wenn die Katze nicht bei Bewußtsein ist, zerpulvert man die Tablette und verbringt sie auf der Mundschleimhaut, wo sie rasch aufgenommen wird und ins Blut gelangt. Mit Tropfen ist das natürlich noch einfacher, sie enthalten aber Alkohol und werden ungern aufgenommen.

13.2 Wundversorgung

Für die Wundversorgung ist bei homöopathischer Behandlung Differenzierung wesentlich:

Quetschungen, die bei Katzen vorkommen, wenn sie in Fallen geraten (das gibt es noch!) mit Hautblutungen verlangen

Arnica D 4 zusammen mit **Hamamelis D 3** innerlich und evtl. Verband mit **Calendula**-Salbe.

Schlecht heilende Operationswunden: wenn z. B. nach der Sterilisation einer Katze ein Serom entsteht, eine Ansammlung von Lymphe, ist **Staphisagria D 4** das Heilmittel, evtl. noch **Graphites** und **Silicea.** Schnittwunden, wie sie eben bei Operationen vorkommen, werden nach der Operation mit **Arnica D 30** versorgt, ca. 4stündlich 1 Tablette, 3 Tage lang, um Komplikationen der Heilung zu vermeiden.
Ein wunderbares Heilmittel!

Bißwunden mit Substanzverlust erhalten **Calendula**-Salbe äußerlich und **Calendula D 3,** 3mal täglich 5 Tropfen innerlich.

Hautabschürfungen, bei denen im allgemeinen die Nervenenden lädiert sind, verlangen das für die Nerven so bewährte Johanniskrautöl äußerlich und **Hypericum D 3** innerlich.

Punkt- und Stichwunden (Insekten, spitze Gegenstände) brauchen **Ledum D 4.**
Bei **Stichen** überhaupt, seien es die durch Insekten, Nadeln oder Rattenbisse, kurz alle punktförmigen Stiche reagieren gut auf **Ledum D 4.** Auch Infektionen, die daher rühren, werden ausgeheilt.

Wunden der Sehnen, Bänder und Gelenke sind wohl versorgt mit **Ruta graveolens D 3** innerlich und **Calendula**-Umschläge äußerlich.
Sollte es vorkommen, daß Narben vereitern oder auf ihnen ein Wildwuchs entsteht, dann denke man an **Staphisagria D 4** oder **D 6.** Sogenannte Narbenkeloide lösen sich auf unter **Silicea D 6** und **Acidum fluoricum D 12,** wenn dieses als Folgemittel noch notwendig sein sollte.

13.3 Kratz- und Bißwunden

Verletzungen der Haut durch Ratten, Mäuse, Hunde oder Artgenossen sind nicht selten.
Dringen Bakterien ins Unterhautgewebe ein, so entsteht bald eine flächenhaft fortschreitende eitrige Entzündung des Zellgewebes, eine Phlegmone. Sie geht mit Schwellung, Schmerz und erheblicher Einschränkung des Allgemeinbefindens einher, meistens auch mit Fieber. Ein solcher Zustand – im allgemeinen eine Domäne für Antibiotika – weicht auf **Lachesis D 10,** 3stündlich. In schweren Fällen füge man **Echinacea D 1** und **Pyrogenium D 15** hinzu.

13.4 Verbrennungen

Dann und wann verbrennt sich ein Kätzchen auf einer heißen Herdplatte im Haushalt oder bei anderer Gelegenheit.
Zur schnell wirksamen, erfolgreichen Behandlung kann nicht genug der Umschlag mit warmem 70–90 %igem Alkohol empfohlen werden. Ein Wattebausch, getränkt in diesem wohlgewärmten Alkohol wird auf die Brandwunde gelegt, und darüber kommt der Verband. Bei leichten Verbrennungen läßt man ihn eine Stunde, bei schweren bis zu 12 Stunden liegen. Nach der Verbandsabnahme kann, sofern noch etwas zu sehen ist, **Calendula**-Salbe aufgetragen werden oder **Johanniskrautöl.**

Die Behandlung ist echt homöopathisch zu nennen, weil hier im wahrsten Sinne des Wortes Ähnliches mit Ähnlichem geheilt wird. Innerlich regeneriert **Echinacea D 1** die geschädigte Haut, wenn es für einige Tage 2 bis 3mal täglich mit dem Futter gegeben wird.

13.5 Gehirnerschütterung

Ein Sturz aus dem Fenster oder ein Unfall mag Schuld an einer solchen Erschütterung tragen. Leichte Fälle werden oft übersehen, denn die Katze taumelt kurz, fällt hin, steht aber gleich wieder auf, als wäre nichts geschehen.

In schweren Fällen beobachten wir Erbrechen und Bewußtlosigkeit die längere Zeit anhalten kann, wenn sie nicht wegen der begleitenden Hirnblutung zum Tode führt. Die Augäpfel rollen unwillkürlich hin und her oder sind in Richtung Nase fixiert, hinzu kommt eine schwere, tiefe Atmung und Harn- und Kotabsatz sowie starke Pupillenerweiterung – das alles erfordert größtmöglichste Ruhe in einem Katzenkorb, wo der Kopf der Katze in der Nähe der helfenden Hand des Pflegers bleibt, der ihr die Heilmittel auch während der Bewußtlosigkeit auf die Zunge träufeln kann oder sie in die Mundschleimhaut einreibt.

Denn wir warten nicht, wir helfen sofort mit

Arnica D 3 und
Hypericum D 3

im Wechsel, zunächst ¼stündlich für ca. 2 Stunden, danach 1stündlich, mit Besserung seltener.
Ist der Tiefschlaf oder die Bewußtlosigkeit zu lange anhaltend, gibt man jede Stunde **Opium D 30** bis zum Erwachen, sofern dieses der Natur der Dinge nach noch möglich ist.

Aber auch scheinbar gut abgegangene Stürze, Unfälle mit nur leichten Erscheinungen oder Möglichkeiten zu einer »commotio« sollten einige Tage **Arnica** erhalten, damit keine Spätfolgen auftreten können. Hier wirkt **Arnica** echt vorbeugend, indem sie die später durch Narbenbildung im Gehirn mögliche Wesensveränderungen gar nicht erst aufkommen läßt. Diese Narbenbildung könnte zur Bösartigkeit führen.

13.6 Operationen

Zur Vorbereitung einer Operation, auch um starke Blutungen zu vermeiden und den Schock zu mäßigen, hat sich **Arnica** bewährt, wenn es 2 Tage lang vor dem Eingriff 3mal täglich verabreicht wird.
Noch wichtiger ist aber **Arnica** danach: da wählen wir die 30. Potenz, die mild und sanft wirkt und 3mal täglich für 3 Tage gegeben werden muß.

Erstaunlich, wie munter der Kater oder die Kätzin am nächsten Tag sind und sich benehmen, als wäre am Vortag nichts passiert. Es erübrigt sich Verband oder Halskragen, die Katze leckt sich nicht an den Nähten, und die Heilung geht zügig und schmerzfrei voran.
Das sind echte Wunder im Alltag!

13.7 Insektenstiche

Die Folgen eines Bienen- oder Wespenstiches werden durch das homöopathisch potenzierte Bienengift wieder aufgehoben. Wir geben **Apis D 3** ¼stündlich, ca. 5 Gaben, und evtl. noch einen kalten Umschlag auf die Bißstelle.

13.8 Hitzschlag

Keine gesunde Katze setzt sich zuviel der Sonne aus. In der heißen Jahreszeit liebt sie schattige Plätzchen. Ein Wärmestau kann nur im parkenden Auto entstehen, das in der prallen Sonne steht. Hier äußert sich der Kreislaufkollaps mit heftiger Atmung und starker Benommenheit und hoher rektaler Temperatur. Kalte Bäder oder Umschläge mit Eisbeuteln äußerlich, innerlich **Belladonna D 4** ¼stündlich ca. 5 Gaben.

13.9 Blutungen

Schnittverletzungen, wenn sie nicht zu groß sind, hören meist nach wenigen Minuten auf zu bluten. Bei größeren Wunden ist möglicherweise ein Druckverband notwendig.

13.10 Ertrinken

Katzen sind meist wasserscheu und trotzdem gute Schwimmer. Sie kommen aber manchmal aus eigener Kraft nicht aus dem Becken heraus, wenn sie hineingeraten sind. Ertrinkende Katzen zieht man mit dem Nackengriff aus dem Wasser, ergreift sie an den Hinterbeinen und schleudert mehrmals im Kreis, damit die Atemwege vom Wasser befreit werden.
Danach legt man sie auf die Seite und beginnt mit künstlicher Beatmung.

13.11 Elektrischer Schlag

Oft ausgelöst von spielenden Katzen, die an elektrischer Leitung knabbern. Natürlich wird man als erstes den Strom abstellen! Nie mit bloßer Hand versuchen, die Katze wegzuziehen. Das ginge nur mit Gummihandschuhen.
Die bewußtlose Katze auf die Seite legen und mit künstlicher Beatmung beginnen: Zunge herausziehen, Hals strecken und mit flacher Hand die Rippenwand schonend so drücken, daß die Luft aus den Lungen entweichen kann und anschließend einströmen kann. Wiederholung bis zum Erfolg in zwei, drei, vier Sekunden Abstand.

14 Verschiedene Aufsätze und Bemerkungen

Bei homöopathischen Verordnungen ist nichts stärker zu verurteilen als Schablone (NASH).
Das ist ein Wort eines der größten amerikanischen Homöopathen. Wie wahr es ist!
Und doch geben wir dem Leser »**bewährte Indikationen**« in die Hand – und das ist ja eine Schablone – an die er sich zunächst halten und Vertrauen zu seinen Arzneimitteln entwikkeln soll. Dieses Buch ist ein echter Kompromiß. Es soll dem interessierten Leser und Katzenfreund ein Helfer sein für die ersten Anfänge einer Krankheit bei seinen Schutzbefohlenen. Gelingt es nicht, eine Heilung in Gang zu bringen, soll der Laie nicht weiterbehandeln. Hier und vor allen Dingen bei ernsteren Erkrankungen sollte stets tierärztliche Hilfe in Anspruch genommen werden. Dieses Buch soll also den Tierarzt nicht ersetzen, deutlich sei es vermerkt!

Auch der Tierarzt, der homöopathisch behandeln will, darf bei der Schablone: »bewährte Indikation« nicht stehen bleiben. Heutzutage gibt es Fortbildungsmöglichkeiten, von denen wir, die wir nach dem Krieg uns die Homöopathie selbst erarbeiten mußten, nur träumen konnten.
Wer dieses Buch in die Hand nimmt, hat sicher ein starkes Interesse an Homöopathie und Naturheilverfahren. Und wer darauf bedacht ist, bis spätestens zum Alter von 50 Jahren sein eigener Arzt zu sein, der wird grundlegende homöopathische Arzneimittellehren lesen müssen. Siehe: Empfehlenswerte Literatur.

Aber merke: **Die Homöopathie ist weder schnell noch leicht erlernbar!**

Leserbrief

Ihr »periodical« wurde mir von einer Klientin aus Italien übersandt, in der Hoffnung, daß ich als Autor des Buches »Unsere Hunde – gesund durch Homöopathie«, zu einem Artikel über die Homöopathie Stellung nehmen werde.
Ich will nicht direkt auf die Leserzuschrift eingehen, mich vielmehr allgemein äußern, weil die Kritik über die Homöopathie immer die gleiche ist: sie kommt von jenen, die lautstark und ohne vorherige Prüfung ihr Urteil abgeben – Zeitgenossen, die dem Aberglauben unseres Jahrhunderts, »der Allmacht der modernen Wissenschaft« und der »Statistik«, bedingungslos anhängen.

Ich weiß aus Erfahrung, daß es äußerst schwierig ist, selbst wohlgesonnenen ärztlichen Kollegen, Schulmedizinern, die andersartige, auf dem Analogie-Schluß beruhende Arzneiverordnungsweise der Homöopathie, klar zu machen.
Ursache dafür ist der Gegensatz zwischen analytischer Medizin und ganzheitlicher Medizin.
Und der läßt sich in die Zeiten des GALILEI zurückführen, wo sich Wissenschaft und Glaube trennten.
Der Weg der Wissenschaft wurde der öffentliche, der der Religion der private.

GALILEI hatte gefordert, daß alles, was wägbar und meßbar war, gemessen und gewogen werden sollte. Was aber nicht wägbar und meßbar war, sollte meßbar und wägbar gemacht werden.
Das ist in der Tat bis heute eine der Säulen, auf denen die Naturwissenschaft steht. Eine andere ist das Prinzip der Widerspruchsfreiheit: Treten Widersprüche auf, so müssen diese durch Forschung eliminiert werden. Gelingt dies nicht, so ist der Widerspruch nicht vereinbar und wird nicht zur Kenntnis genommen. Er wird zum Tabu. Diese Prinzipien sind heute

zum Dogma erstarrt. Verläßt jemand den Bereich der Logik und der objektiven Betrachtungsweise, begibt er sich quasi aus der allgemeinen anerkannten Öffentlichkeit in den Bereich subjektiver Erfahrungen, der Unlogik, der Privaten. Er macht sich lächerlich, wird des Okkultismus verdächtigt, er »spinnt«.

Nun gibt es weiß Gott Dinge, die außer Masse und Gewicht noch andere Qualitäten aufweisen. Die Welt besteht nicht nur aus dem, was sich quantifizieren läßt, sondern sie enthält auch qualitative Dinge, wozu nicht zuletzt das Leben selbst gehört.
Um mich kurz zu fassen: da hinein gehört die Homöopathie, und die eigentliche Heilkunst fängt mit ihr erst an. Ich gebe zu, daß es leichter ist, mit Antibiotika und Cortison zu behandeln, als jeden Krankheitsfall zu individualisieren.
Dabei muß man nachdenken und den Patienten – ob Mensch ob Tier – nach der Krankheitserkenntnis und Kenntnis der Arzneikräfte das richtige Heilmittel nach der Ähnlichkeitsregel auswählen.
Damit möchte ich zum Ausdruck bringen, daß hinter dieser »Medizin der Zukunft« viel mehr Gedankenarbeit steckt als man gemeinhin annimmt.
Es mag nicht jedem einleuchten, wieso mit Potenzen, in denen nichts mehr »drin« ist – nichts Wägbares und Meßbares – die schönsten und dauerhaftesten Heilungen zu erreichen sind. Das liegt an der besonderen Art der homöopathischen Zubereitung der Arzneien: das Verdünnen und Schütteln eben setzt Kräfte in Gang, die die Wissenschaft bis heute nicht zu erklären vermag, die aber im Laufe von fast 200 Jahren an millionenfachen Heilungen bei Mensch und Tier klar und deutlich erkennbar sind.
Und das erfahren auch immer mehr Tierärzte, die im Rahmen der tierärztlichen Fortbildung zu den homöopathischen Kursen zusammenkommen, um Homöopathie zum Wohle der ihnen anvertrauten Tiere zusätzlich zu lernen.

Aus der Humanmedizin

von Dr. med. Leers, Merzig-Mondorf

Was ist Homöopathie?

Homöopathie ist ein Teil der Medizin. Eine homöopathische Behandlung wirkt nicht nur bei Leichtkranken. Ihre Wirkung beruht nicht auf Suggestion. Auch Säuglinge und Tiere sprechen an.

Nicht die kleinen Mengen sind das Wesentliche. Die verwendeten Substanzen werden nicht nur verdünnt, sondern zugleich durch ein besonderes Verfahren aufgeschlossen: durch Verreibung bzw. stufenweise Verschüttelung, die »**Potenzierung**«. Dadurch wird die reagierende Oberfläche enorm vergrößert.

Die Grundlage der homöopathischen Arzneiwahl ist die **Ähnlichkeitsregel.** Sie besagt, daß in einem Erkrankungsfall diejenige Arznei homöopathisch angezeigt ist, die bei einem gesunden Menschen eine ähnliche Störung hervorrufen kann. Wer also z. B. an Schlaflosigkeit mit Herzklopfen leidet, als ob er Kaffee getrunken hätte, wird durch Coffea D 12 schlafen können.

Der Begründer der Homöopathie und Wiederentdecker der Ähnlichkeitsregel war der außerordentlich vielseitige und erfolgreiche sächsische Arzt und Chemiker Samuel **Hahnemann** (1755–1843). Er entwickelte sie zu einer grundlegenden Methode für die tägliche ärztliche Praxis.

Die Wirkung des **richtigen** homöopathischen Arzneimittels setzt indirekt ein, der Organismus reagiert selbsttätig. Eine homöopathische Medizin ist also nicht »stark« oder »schwach«, auch nicht »gut« oder »schlecht«, sondern es kommt allein auf die richtige »Wellenlänge« an. Nur die passende Arznei wirkt. So wie die Radiowellen unsichtbar sind und erst mit Hilfe eines Verstärkers wahrnehmbar werden, so wird auch passende homöopathische Arznei in uns entscheidend verstärkt.

Das homöopathisch richtig gewählte Medikament mit der richtigen »Wellenlänge« ist wie der **Schlüssel** zu einem Schloß. Zu einem bestimmten Schloß paßt nur ein einziger Schlüssel. Zu einem bestimmten Menschen mit seiner Veranlagung und Vorgeschichte paßt ebenfalls nur jeweils ein bestimmtes den Umständen entsprechendes homöopathisches Mittel. Es muß vom Arzt also sorgfältig gewählt werden. Versagt es, war es falsch gewählt, weil der Arzt sich irrte oder noch nicht genug vom Kranken wußte. Jedem Patienten sein eigenes Heilmittel. Mein Husten ist nicht dein Husten. Natürlich kann nach einiger Zeit ein anderes Mittel nötig sein.
Wie die Naturheilweise überhaupt, so ist auch die homöopathische eine **Ganzheitsbehandlung.** Nicht einzelne Krankheiten werden für sich allein behandelt, keine Reparatur einzelner Teile wird vorgenommen wie beim Auto, sondern der Mensch als Ganzes stellt sich um und bekommt so alle seine Krankheiten zugleich selbst wieder in den Griff. Der Organismus erfährt sozusagen eine Umschulung zur Gesundheit.
Das braucht aber nicht lange zu dauern, wie oft angenommen wird. Die Heilung kommt manchmal schnell. Vorausgesetzt, daß der Kranke die Behandlung **zuendeführt** und nicht vorzeitig abbricht. Das kann nicht genug betont werden.
Zwar kann es anfangs zu einer vorübergehenden Verschlimmerung kommen. Diese »**Erstverschlimmerung**« ist aber ein sehr gutes Zeichen. Sie ist ja auch in der Bäderheilkunde bekannt.
Die homöopathische Behandlung hat große **Vorteile:** sie ist einfach, unschädlich, billig und sicher. Sie wirkt auch bei schwierigen Leiden. Zu weit fortgeschrittene schwere Krankheiten brauchen natürlich klinische Behandlung.
Selbstverständlich kann ein homöopathischer Arzt auch **Kassenarzt** sein. Aber warum gibt es noch so wenige homöopathische Ärzte? Weil die Homöopathie an den Universitäten noch nicht gelehrt wird und die Ärzte im Drang der Kassenpraxis zuwenig Zeit finden, sich einzuarbeiten. Der Patient spürt von

diesen Schwierigkeiten nichts. Für ihn ist eine homöopathische Behandlung einfach und angenehm.

Wann hat homöopathische Behandlung Erfolg?

Der Erfolg einer homöopathischen Behandlung hängt nicht allein vom Arzt ab, sondern weitgehend auch vom Verhalten des Patienten.

Gehen Sie nicht erst dann zum homöopathischen Arzt, wenn alles andere versagt hat. Gehen Sie rechtzeitig und denken Sie nicht: »Das wird schon wieder vergehen.«

Die Homöopathie ist nicht für eingebildete Kranke und auch nicht nur für Leichtkranke. Auch schwere akute Zustände und chronische, sonst als unheilbar geltende Erkrankungen können oft noch geheilt werden. Aber auch der homöopathische Arzt kann keine Wunder tun.

Wenn Ihr Leiden schon seit 10 oder 20 Jahren besteht, brauchen wir wenigstens einige Wochen oder Monate Zeit. Eine gesunde Lebensweise muß vorausgesetzt werden.

Steigen Sie nicht aus, ehe Sie am Ziel sind! Eine vorzeitig abgebrochene Behandlung ist nutzlos! Die Krankheitserscheinungen werden sich dann wieder verschlimmern.

Bleiben Sie nicht einfach weg, wenns nicht sofort hilft! Gesundwerden ist keine Reparatur, sondern ein **Wachstums- und Lernprozeß.** Wenn Ihr Sohn oder Ihre Tochter Englisch lernen will, ist das auch nicht in einer Woche möglich. Eine einmalige Konsultation genügt deshalb nicht. Auch nicht, wenn Sie schon eine kleine Besserung feststellen.

Mit einem halben Erfolg gibt sich der homöopathische Arzt nicht zufrieden. Er behandelt nicht einzelne Krankheitsnamen nacheinander, sondern möglichst die **ganze Persönlichkeit** zugleich.

Kommen Sie nicht erst wieder, wenn die Medizin aufgebraucht ist. Geben Sie dem Arzt die Möglichkeit, sich rechtzeitig zu

überzeugen, ob die »Fahrtrichtung« stimmt. Er muß Ihre Behandlung **laufend überwachen** können. Rufen Sie ihn bitte sofort an, wenn irgendwas nicht stimmt.
Rufen Sie auch an, wenn Sie mal nicht kommen können, er wartet sonst.
Der Arzt kann sich beim erstenmal irren oder Sie mißverstehen. Wenn er Sie genauer kennt, wird er schon das Richtige treffen. Geben Sie ihm also Kredit.
Bleiben Sie bei dem Heilmittel, das Ihnen hilft. Auch wenn die Behandlung länger dauern sollte, als Sie dachten. Sie ist immer noch einfacher, wirksamer und billiger als alles andere.
Wechseln Sie nicht ohne Grund Medikamente und Ärzte. Sie kommen vom Weg ab und verlieren Zeit und Geld. **Solche Umwege können Sie sich ersparen.**
Kaufen Sie nicht zusätzlich teure Medikamente oder Apparate. Besonders auch nicht an der Haustür! Gehen Sie auch nicht auf Zeitungsanzeigen ein. Machen Sie nicht planlos teure Kuren, weils vielleicht jemand anderem geholfen hat. Fragen Sie wenigstens erst Ihren Arzt. Nehmen Sie auch keine Medikamente nebenher ein, von denen Ihr Arzt nichts weiß. Vielleicht passen sie nicht zur Behandlung oder stören sie. Die homöopathische Behandlung ist einfach, angenehm, ungefährlich und aussichtsreich.
Sagen Sie nicht: »Wie kann denn so weniges helfen?« Auch ein **kleiner Schlüssel** kann eine große Tür aufschließen.
Vertrauen Sie sich also Ihrem Arzt an. Er gibt sich Mühe. Er nimmt sich Zeit für Sie. Er nimmt Sie ernst. Sie können mit ihm sprechen. Er hört Sie an. Wer tut das heute noch?
Wundern Sie sich nicht, wenn er Sie viel fragt. Versuchen Sie genau zu antworten. Scheuen Sie nicht, ihm alles zu sagen, auch wenn es Ihnen unwichtig oder lächerlich erscheint. Nur so kann er seine Arzneiwahl treffen und Ihnen helfen.
Achten Sie genau auf Einzelheiten und **Besonderheiten** Ihrer Beschwerden. Fürchten Sie nicht, dadurch hypochondrisch zu

erscheinen. Berichten Sie nicht, was ein anderer Arzt gesagt hat, sondern was Sie selbst fühlen.
Machen Sie mit, überlassen Sie nicht einfach alles nur dem Arzt, wie Sie Ihr Auto der Werkstatt überlassen.
Lassen Sie sich durch eine anfängliche »Erstverschlimmerung« nicht entmutigen. Sie ist ein sicheres Zeichen, daß es gut wird.
Falls Sie den Arzt nicht mehr brauchen oder wechseln müssen, **verständigen Sie ihn** wenigstens telefonisch. Es interessiert ihn, auch wenn es Ihnen inzwischen gut geht.

15 Repertorium der Heilmittel

Abrotanum: (Eberraute)

Spulwurmmittel, Abmagerung trotz guten Appetits, Durchfall mit Verstopfung wechselnd.

Aconitum: (Sturmhut)

Bei Fieber im **ersten Anstieg**. Auslösend ist trockene Kälte. Dieses akute Fieber ist begleitet von einem »Gefäßsturm«, lebhaftem Herzklopfen, schneller Atmung und ängstlicher Ruhelosigkeit mit heißem rotem Kopf. Verschlimmerung gegen Abend, so daß fürsorgliche Tierhalter noch spät abends den Tierarzt aufsuchen müssen. Die Krankheitsphase mit Aconitum geht schnell vorüber, sie ist kurz. Aconitum wird dann von Belladonna oder Bryonia gefolgt, denn Aconitum hilft nicht mehr weiter, wenn sich die Entzündung auf ein Organ lokalisiert hat. Ein wichtiges Mittel in der Hausapotheke für jedes Fieber im Beginn.

Apis: (Honigbiene)

Ein Entzündungsmittel, spez. für Niere, Blase. Bringt Urinabgang zuwege.

Arnica: (Bergwohlverleih)

Ein Mittel für alle Folgen von mechanischen Einwirkungen, wie Stoß, Schlag, Sturz, Unfall, Operation, alle Traumen, überanstrengtes Herz.

Arsenicum album: (Arsen)

Trockene Ekzeme, kadaverhaft riechende Durchfälle oft nachts beginnend, von verdorbenem Futter. Darminfektionen, chronische Nierenleiden mit Abmagerung. Arsen ist nur angezeigt, wenn Angst und Unruhe wahrgenommen wird, z. B. häufiger Platzwechsel, Verschlechterung nach Mitternacht. Trinkt oft, aber wenig. Die Haut ist trocken und juckt, hat kleine Schuppen (Sulfur: große).

Baptisia:
(wilder Indigo)

Katzenseuche, Lokalisation im Nasen-Rachen-Mundhöhlenbereich, Zungenrandnekrosen. Sitzt vor dem Futternapf und frißt nicht.

Belladonna: (Tollkirsche)

Das örtliche Entzündungsmittel, weite Pupillen, voller klopfender Puls und heiße Haut. Verschlechterung nach Baden oder Scheren des Haarkleides. Muskelkrämpfe, Angst. Ist angezeigt bei einem Zustand, der sich verschlechtert durch Licht, Lärm, Erschütterung. Berührung.

Berberis: (Berberitze)

Leber- und Nierenmittel. Nierengrieß, Blasenentzündung mit Blut im Urin. Druck auf Lenden-Muskulatur schmerzt. Drainagemittel für überfütterte Katzen.

Bryonia: (Zaunrübe)

Bronchitis, Lungenentzündung, Brustfellentzündung. Bewegung verschlimmert. Ruhe bessert. Liegt auf der kranken Seite, dem lahmen Bein, weil Druck bessert. Hitze verschlechtert.
Verstopfung wegen Trockenheit der Schleimhaut. Trinkt viel auf einmal.

Calcium carbonicum:
(Austernschalenkalk)

aus dem Innern der Austernschale bestehend, reguliert es den Kalkhaushalt in Knochen und Muskeln, spez. bei Jungen und Alten. Die Welpen sind kopflastig, schwergewichtig und träge.

Calcium fluoratum: (Flußspat)	ist für die Festigkeit und Härte der Knochen und Zähne maßgebend, auch für die Haut und das Haarkleid. Ein mächtiges Mittel.
Calcium phosphoricum:	Der Calc. phos.-Typ ist wesentlich lebhafter im Temperament und schlanker in der Form. Hat Beziehung zum Wachstum der Knochen und Zähne.
Calendula: (Ringelblume)	Wunden, Quetsch-Verletzungen, ausgezeichnete Wundsalbe.
Cantharis: (span. Fliege)	Blasen- und Nierenaffektionen mit blutigem Urin und heftigem Drang.
Carbo vegetabilis: (Linden-Holzkohle)	Störungen der Darmflora, Gasbildung im Darm, schlechter Mundgeruch.
Carduus marianus: (Mariendistel)	Lebermittel, Hakenwürmer.
Conium: (Gefleckter Schierling)	Bei Drüsenverhärtungen und Tumoren.
China: (Chinarinde)	Folgen von Darmkrankheiten mit Schwäche und Erschöpfung.
Drosera: (Sonnentau)	Schleimhaut der oberen Luftwege. Nächtliche Hustenanfälle mit Brechneigung. Krampfhusten.
Echinacea: (Kegelblume)	Steigerung der körpereigenen Abwehr nach Verletzungen, bei Infektionskrankheiten.
Euphrasia: (Augentrost)	Lidbindehaut, Augenkrankheiten.
Ferrum phosphoricum:	Fiebermittel.

Helonias:	Gebärmutterentzündung, Uterustonikum.
Hepar sulfuris: (Kalkschwefelleber)	Angst vor Berührung, ständige Eiterungen an Haut oder Schleimhäuten, leichte Erkältungsanfälligkeit und Krankheitsbereitschaft, fällt von einer Krankheit in die andere. Abszeßmittel.
Hydrastis: (kanadische Gelbwurz)	Schleimhautmittel, Sekretion dick und gelb.
Hypericum: (Johanniskraut)	Nervenmittel, besonders dann angebracht, wenn Lendenregion hochgradig berührungsempfindlich ist. Bei Wunden mit bloß liegenden Nervenenden. Großartiges Wundöl bei Verbrennungen und Hautabschürfungen.
Ignatia: (Ignazbohne)	Heimwehmittel u. a.
Ipecacuanha: (Brechwurzel)	Erbrechen mit Durchfall, Bronchitis und Erkrankungen der oberen Luftwege.
Lachesis: (Schlangengift)	Septische Prozesse, Blutvergiftungen, mit hohem Fieber, Gebärmutterentzündung.
Lycopodium: (Bärlapp)	Lebermittel. Ein Leitsymptom ist Heißhunger, aber satt nach wenigen Bissen. Übelriechender Urin mit rotem Satz.
Mercurius solubilis: (Quecksilber)	Zur Behandlung degenerativer Zellen (Nieren Hornhaut), Zahnfleischschwellung mit leichtem Bluten. Schlechter in der Zeit von Sonnenuntergang bis Sonnenaufgang.

Natrium muriaticum: (Kochsalz)	ein hochrangiges Mittel bei dem durch die Fertigfütterung entstehenden Kochsalzkrankheiten mit Haarausfällen und Ekzemneigung.
Nux vomica: (Brechnuß)	Magendarmmittel bei schlechtem Appetit und Verstopfung mit vergeblichem Drang, nach verdorbenem Futter, Blähungen mit Koliken. Mit Carbo vegetabilis zur tonisierenden Wirkung auf den Magendarmkanal.
Okoubaka: (afrik. Baumrinde)	alimentäre Vergiftungen.
Phosphorus: (gelber Phosphor)	ein Mittel für Blutungen der Schleimhäute, blutiger Durchfall, aber auch Lungenentzündung, Glaukom.
Phytolacca: (Kermesbeere)	Schwellung des Gesäuges, Knotenbildung im Anschluß an die Rolligkeit.
Pulsatilla: (Küchenschelle)	Durchfälle nach zu kaltem Futter, durch Fleisch aus dem Eisschrank. Katarrh der Magenschleimhaut, der Lidbindehaut, der Gebärmutter.
Pyrogenium: (Bakterienaufschwemmung aus Ochsen-Fleisch)	Fieberhafte Infektionen, langsam verlaufend, nicht so stürmisch wie Lachesis.
Rhus toxicodendron: (Giftsumach)	Gelenke, Muskeln, Sehnen, Bänder. Verstauchungen, Zerrungen, Sehnenentzündung, wenn Ruhe verschlechtert und Bewegung bessert.
Sepia: (Tintenfisch)	Eierstöcke und Gebärmutter. Ringelflechte. (Herpes tonsurans)
Silicea: (Kieselsäure)	Eitrige Fisteln chronischer Natur, Hautverdickungen, Narbenbildung.

Sticta pulmonaria: (Lungenkraut)	Schleimhaut der oberen Luftwege, quälender Reizhusten, chronische Sinusitis.
Sulfur: (Schwefel)	Reaktionssteigerung und Entgiftung. Ausscheidungsmittel von Stoffwechselschlacken als auch von dem Organismus belastenden Fremdstoffen, auch zur Entgiftung vorangegangener chemischer Behandlung. Es genügt eine Dosis des **Sulfur D 30.** Es ist das Mittel das nach Abschluß einer Behandlung einmalig mit Vorteil gegeben wird, auch zur Zeit des Haarwechsels.
Thuja: (Lebensbaum)	Polypen im Nasenrachenraum, wuchernde Gehörgangsneubildungen.

16 Literaturverzeichnis

Empfehlenswerte Literatur

Rehm, E.	Homöopathisches Laienbrevier Paracelsus Verlag, Stuttgart
F. Gauss	Wie finde ich das passende Arzneimittel Haug Verlag, 5. Auflage
W. Zimmermann	Homöopathische Arzneitherapie Verlagsbuchhandlung Joh. Sonntag, Regensburg, 3.A.
K. Hochstetter	Einführung in die Homöopathie und andere Behandlungsmöglichkeiten Verlagsbuchhandlung Joh. Sonntag, Regensburg
Mezger, J.	Gesichtete Arzneimittellehre Haug Verlag, Heidelberg
W. Wellmer	Fibel homöopathischer Arzneimittelbilder Haug Verlag, Heidelberg Risikolose Arzneitherapie Haug Verlag, Heidelberg
Th. Raspe	Die Natur heilt besser Herderbücherei Nr. 965
Aubry/Bardoulat	Médicine vétérinaire homéopathique Ballière et fils, Paris 1952
M. Furlenmeier	Mysterien der Heilkunst Th. Gut & Co. Verlag, Stäfa 1981
A. Voegeli	Heilkunst in neuer Sicht, Ein Praxisbuch Haug Verlag, Heidelberg
G. Köhler	Lehrbuch der Homöopathie Hippokrates Verlag
W. Münch	Gesammelte Schriften Bad Nauheim

17 Register